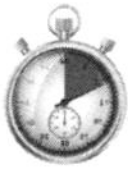

每天1分鐘！
世界一流人才都在學的
覺察力工作術

吉田昌生

前言

謝謝你翻開這本書。

乍聽到「覺察」、「冥想」，不知你想像到何種情景？

現今，不僅是**谷哥科技（Google）、蘋果電腦（Apple）、麥肯錫顧問公司（McKinsey & Company）……等知名企業或經營者，就連米蘭達·梅·寇兒**（Miranda May Kerr）**或安潔莉娜·裘莉**（Angelina Jolie）**等人氣模特兒、女明星或國外名流**等，都紛紛實踐這種的「嶄新習慣」。

其中又以「正念冥想」最受矚目，它融合了心理學或腦科學，將姿勢、動作、呼吸皆納入冥想中，是一種「覺察」的冥想法。

本書介紹的是調整自我思考或情緒，以磨練自我的正念冥想。

也許有些讀者懷著以下的疑惑：

「我嘗試過冥想，但始終難以堅持下去。」

「冥想時，腦中總充滿雜念，最後不得不放棄。」

在成功養成冥想習慣前，究竟有多少人因為心灰意冷而不再堅持下去？想必不在少數吧。

就我的經驗，在冥想中遭遇的挫折不外乎是：

- **不了解正確的冥想方法與冥想的意義**
- **難以持續10分鐘或20分鐘的冥想**

也因為如此，有些人甚至試過一次就宣告放棄。他們誤以為冥想是困難的。

其實冥想並不困難，如果你從冥想中並沒有獲得驚人的效果，恐怕是沒有掌握到正確的方法與意義，同時也不打算持續下去。

⏱世界上最簡單的正念冥想

冥想，絕不是「試過一次就好」。

重點不在於10分鐘或20分鐘的長時間冥想，反而是持之以恆。並應該將冥想納入日常作息中，就像每天的刷牙洗臉一樣，養成習慣，最後必能領悟到效果。

我曾經有過心理上的不適，為了找到安穩身心的方法，進而著手研究冥想、瑜珈、心理學等。之後周遊印度等35個以上的國家，一邊深入接觸各國的文化，一邊研究、學習，並親身實踐世界各地的冥想與瑜珈。

最後幸運地習得了「**任何人都能持之以恆的冥想法**」，而這本書所要教大家的就是「1分鐘的冥想」。

以正念冥想為基礎，為了更有效納入日常作息中，而採用1分鐘的冥想，讓任何人都可以輕鬆簡單地持續養成冥想的習慣。

當 1 分鐘冥想法納入日常生活作息，相信必能感受到以下的改變：

- 得以管控焦慮不安的情緒
- 可以減緩壓力或疲倦感
- 強化心智
- 梳理思緒，頭腦更加清晰
- 提升專注力
- 提升思考的速度與創意的品質
- 調整自律神經
- 具行動力
- 得以管控食慾或物慾等慾望
- 提升自我肯定，擁有自信
- 減少負面思考

7 天內改變自我的 1 分鐘冥想之步驟

本書是基於 7 天的課程，發展構成 7 個章節，一天一個章節。

第一章介紹的是「1分鐘冥想法的基礎」。

第二章介紹的是「提升『覺察力』的1分鐘冥想法」。了解何謂正念，何謂覺察，以熟悉正念冥想的基本功。

第三章介紹的是「梳理思緒的1分鐘冥想法」。梳理雜亂未整理的思緒，以覺察自我的正念冥想。

第四章介紹的是「整理情緒的1分鐘冥想法」。理解引發負面情緒、不安或焦慮等的原因，以冥想帶出正面思考，處理、淨化這些情緒。

第五章則是「調整身體的1分鐘冥想法」。調整的不僅是內在的思緒或情緒等，連外在的身體也須整頓。隨著調節氣脈、血脈、肌肉等，以鍛鍊來提升自我的身心狀態。

第六章介紹的是「調整環境與人際關係的1分鐘冥想法」。透過實踐，改變自己的周遭環境，並度過充實的每一天。

最後的第七天，也就是**第七章的「擁有自信的1分鐘冥想法」**。此步驟的冥想，是為了提高自我肯定。

經由這些冥想的練習，只需要 7 天的時間，即能感受到驚人的變化。冥想不僅是盤坐或禪坐而已，就連呼吸、記錄思考或想法、閱讀等都屬於廣義的冥想。

希望你在閱讀本書的過程中，也能猶如置身冥想中，一邊放鬆、意識到呼吸，一邊專心地持續閱讀下去。

如果能藉由這本書，促使你的冥想習慣化，進而從中發現嶄新的自己，正是身為作者的我最樂於見到的結果。

吉田昌生

前言／02

CHAPTER 1

1分鐘冥想法的基礎

為何世界一流的人才，積極於冥想？／14
從冥想中獲得的13個優勢／18
不能持之以恆的冥想，其實毫無意義／24
持續堅持1分鐘的冥想／28
既短且深的冥想方法／32
哼唱冥想／38

CHAPTER 2

提升「覺察力」的1分鐘冥想法

正念覺察的冥想法／42
何謂「覺察」？／46
透過「覺察」，為何可以改變內在？／48
即使不是「無」也無妨／52
正念是既深度且寬廣的練習／54
百分之百專注在「當下此時此刻」／56
聽覺冥想／58

CHAPTER 3

整頓思考的1分鐘冥想法

積極正面的人與消極負面的人／62
導致幸福度下降的思考習慣／66
不再繼續思索已經結束的事／68
放下自我批判的思考模式／72
改變說話習性，思考模式也會改變／76
呼吸冥想／80

CHAPTER 4

調整情緒的1分鐘冥想法

整理思緒，調整情緒／84
試著為情緒貼上標籤／86
撕掉情緒的標籤，重新貼上／88
增加關於情緒的詞彙／90
放任負面情緒，會讓它成長茁壯／96
業的法則／98
接納自我的1分鐘冥想（包容自我的冥想）／104
整理情緒的書寫冥想法：「日誌記錄」／106
品味情緒／114
重新設定心境的蠟燭冥想／116

CHAPTER 5 調整身體的1分鐘冥想法

調整氣的流動／120
透過運動調整氣的流動／122
藉由泡澡調整氣流的「排毒冥想」／124
飲食冥想／128
調整荷爾蒙均衡與節奏的睡眠&起床法／134
挪出「什麼都不做的時間」，以積蓄能量／138
調整氣的流動的跳躍冥想／142

CHAPTER 6 調整環境與人際關係的1分鐘冥想法

人，會被環境所左右／146
被自己喜歡的物品或家具圍繞吧／148
整理出能冥想的空間／150
斷・捨・離／152
亂度愈小，冥想愈深／156
出發前往整頓心靈的地方／162
九成的煩惱來自人際關係／166
提升同感力的冥想／170
感謝的冥想／174
改變人際關係的慈悲冥想／176

CHAPTER 7

擁有自信的1分鐘冥想法

缺乏自信的人，活不出自己的人生／180
改寫自我形象的方法／182
內在與外在皆美好的人，不會咒罵自己／186
透過說話的慣性改變自我形象／188
擁有無條件、無需憑據的自信／190
愛他人的能量，源自於愛自己／194
以愛圓滿自我的方法／198
從「HAVE TO」轉變為「WANT TO」的方法／202
擁有自信的1分鐘冥想／206

結語／208

CHAPTER 1

1分鐘冥想法的基礎

為何世界一流的人才，積極於冥想？

谷歌、英特爾、麥肯錫、通用磨坊、臉書……如今，許多歐美的先進企業紛紛將「冥想」納入研修中。

另外，已故的賈伯斯、比爾蓋茲、松下幸之助等經營者，或是鈴木一朗、喬科維奇、長谷部誠等頂尖運動選手們，也都是慣於冥想的知名人士。

當然，不僅是男性。

米蘭達・寇兒、瑪丹娜、卡麥蓉・狄亞、潔西卡・艾芭、吉賽兒・邦臣、妮可・基嫚、珍妮佛・洛佩茲、安潔莉娜・裘莉、女神卡卡、拉奎爾・齊默曼、阿麗・斯黛芬絲……等海外名流或超級名模，也是「冥想」的實踐者。

眾多知名成功人士或名人願意將冥想納入生活習慣的理由，正如超級名模米蘭達・

寇兒所說的：

「每天早晨，我會靜心冥想。讓心平靜下來，保持情緒的穩定，在面對孩子或家事時，得以度過充實且有意義的一天。」

「還有最重要的是對每一天充滿感恩，朝向正向思考。持續這些（養成冥想或感恩的習慣），固然自我鍛鍊與自我覺察是必要的，但同時『幸福快樂』也是我們可以自己選擇的。」

為了保持身心的幸福感、穩定感、富足感，冥想或瑜珈備受現代追求身心靈發展的女性們所關注。

究竟為何發源自東方的身心鍛鍊法，能夠如此蔚為風潮呢？

理由諸多，其中之一正是愈來愈多人察覺到，縱使物質生活再富足，終究無法得到真正的快樂。

事實上，根據近年的研究顯示，經濟優渥或物質不虞匱乏，並不足以深刻影響個人的幸福度。

儘管日本是富裕的國家，然而憂鬱症或自殺率不斷攀升，縱使未到達那樣嚴重的程度，許多人仍承受著精神壓力、不安或身心不適等問題。

於是大家開始試圖追求精神層面與本質的心靈滿足感，不再耽溺表面的快樂、金錢、名譽，權力或物質上的富裕，因為他們感覺到——那些過去以來的幸福觀，其實讓人停滯不前。

真正的美麗，是來自於內在

「冥想」可以穩定心靈，培養積極正向的心性，調和身心狀況。身心調和，就能由內而外散發出既有的自然之美。

當然，藉由時尚裝扮或化妝，達到外觀的美麗也是重要的。

不過，心靈的沉穩與否，仍是外觀之美的基礎。

無論如何修飾外在，或是穿戴著各式名牌精品，一個人的內在，終究會隨著氣質或氛圍透露訊息。

假設一個人總是焦慮、忌妒、埋怨，苛責自我，懷著不安或恐懼——想必他的表情會是僵硬、帶著陰鬱，難以散發出自我魅力。

相反的，擁有自信，時常心懷體恤或感謝之心，專注在自己喜歡的事情上時，眼睛流露出的是光采，姿態挺立不卑不屈，舉手投足間皆充滿魅力。

因為內在豐足了，自然表情或舉止也閃閃發亮。

就如前面提到的米蘭達·寇兒等名流，他們在留意流行時尚或飲食的同時，為保有美好的心性，養成每天冥想的習慣。

從冥想中獲得的13個優勢

冥想的好處是，不受情緒所左右，對他人或自己都能更加包容。

由於懂得如何取捨選擇思考或情緒，對於外物或人際關係等，也能調整到最舒服的狀態。

甚至願意放棄執著在不需要的物質或人際關係，活得更簡單且更趨近自我的本質。

養成冥想的習慣後，自然容易對現在所做的事產生歡喜之心。日常生活的充實感與幸福度相對提升，並且由內而外，散發出閃耀的美麗與魅力。

除此之外，冥想還能帶來各種效果，以下即舉例說明。

① 減少壓力

養成冥想的習慣後，處在當下的時間增加，過度思考的時間反而減少。容易引發招致壓力的思考變少，接納事物的態度或思考模式也得以朝向正面，心情自然輕鬆許多。

② 身體變得健康

養成冥想的習慣後，身心安定，免疫功能提升，變得不易生病。

③ 自然瘦身

冥想可以減緩壓力，壓力常會促使飲食過量。透過察覺的練習，變得更有意識地飲食，就能避免過量。

④ 身心平衡，幸福感的頻率增加

冥想可以穩定心性，帶來寬容或增進連結感。心性安定，感受到幸福的頻率也隨之增加。思考與情緒取得平衡，即能減少無謂的煩惱。

⑤ 願望容易實現

冥想可以讓頭腦平靜下來，察覺到自己真正的渴望或價值觀。同時，冥想可以導向變性意識的狀態（altered state of consciousness），透過想像期待的結果，願望更容易實現。

⑥ 變得積極正向

冥想可以培養真實面對自我的習慣，察覺是否陷入負面思考。讓自己更能放下思慮、負面思考或負面情緒。

⑦ 可以安穩熟睡

養成冥想後，睡眠的品質也會改變。慢性精神壓力是由於交感神經活躍，因而難以入眠。透過冥想可以調整平衡自律神經，得以熟睡。改善睡眠品質，消除疲勞。

⑧ 肌膚變得亮麗

易入睡、熟睡後，肌膚也變得健康且有光澤。再者，由於冥想時保持有意識的呼吸，全身的血液循環會變好，免疫力、自癒能力也隨之提升，身體回春、調整到既有的最佳狀態。

⑨ 提高專注力

冥想是練習專注在一件事上，所以意識得以專注在當下。冥想以外的時間，由於專注力提升，興趣、運動、工作等也更加事半功倍。

⑩ 對這樣的自己充滿自信

冥想能讓你與自我的關係更加親密。透過接納自己升起的任何情緒或欲求，也等於接受原本真實的自我，更堅信自我存在的價值。

⑪ 維繫建構良好的人際關係

冥想可以強化同理心，讓人際關係更圓融。隨著瞭解自我的情緒，也更能同理他人的情緒，建構出互動良好的人際關係。

⑫ 提升直覺力

冥想可以沉澱腦中的雜念，更易浮現直覺或靈感。在日常生活中，得以更纖細、敏銳覺察到自己何以感到幸福，又何以感到愉悅。

⑬ 保有端正的姿勢

一天一次，隨著冥想得以意識到自己的姿勢，進而端正姿勢。喚醒維持良好姿勢的肌肉群，在日常生活中也養成端正姿勢的習慣。

這些僅是冥想效果中的一部分。

列舉出這些優點，固然是希望喚起大家對冥想的重視與興趣，不過冥想時，請不要對效果懷有過度的期待。所謂的效果，終究必須放下期待，並且持之以恆，才能自然而然獲得。

不能持之以恆的冥想，其實毫無意義

冥想，最重要的就是「養成習慣」。同時，冥想也不是一次性的。而應該把冥想納入人生，並且持之以恆。

冥想，比起想像中的更單純且簡單；也遠比健身更輕鬆愉快，無須任何準備，不需耗費金錢，只要保持姿勢端正，有意識的呼吸。

習慣之後，情緒就會漸漸穩定，也更容易養成習慣。一旦形成習慣，就能成為一生得以隨時運用的能力。

不過最初，通常難以集中意念，盡是雜念。

前面列舉的冥想所帶來的優點，都是經過科學驗證。明明知道冥想的好處，終究仍難免心生不知該如何持之以恆的困頓。

所以，這本冥想指南，就是要獻給這樣的你。

首先，**一天1分鐘即可**。

只需要1分鐘的時間，因為重要的是「養成習慣」。

若時間拉長，不僅難以養成習慣，無法持之以恆的結果，反而容易苛責自己或感到罪惡感。

因此，1分鐘冥想即可。等到覺得自己可以增長時間，再延長為10分鐘或20分鐘。

不過，並不是時間愈長愈好。與其在乎冥想時間的長短，更應該重視的是能否持續下去。

即使一開始僅是一小步也無妨，最關鍵的在於「養成習慣」的這件事。

冥想與健身一樣

保持冥想的習慣後，專注力的時間會慢慢拉長。

這個道理與健身相同。僅是閱讀書本，用頭腦理解如何健身，終究無法鍛鍊出肌肉。健身必須實際操作才會有成效，起初或許感到肌肉疼痛，不過隨著每天反覆練習，該部位漸漸強壯，終於能承受訓練的負荷。

冥想也是，起初充滿雜念，難以專注集中，甚至還可能心煩氣躁；但是反覆練習之後，覺察力（Awareness）提升，自然可以持續專注。

最後，在日常生活中，也充滿冥想般的感覺。

透過冥想，透過反覆的細微覺察，原本人生中那些無意識、反覆不斷的想法或情緒模式也隨之起了變化。

面對那些不加思索就浮現的想法或情緒，開始得以從各種角度切入看待，可以更冷靜因應處理。

壞習慣減少了，好習慣增加了，工作、戀愛、健康、人際關係等也能朝向更好的方向前進。

而那將是你一生擁有的能力。

因此，1分鐘也好，先養成習慣。

讓慌亂的日常生活，得以稍微暫停一下，養成習慣回到觀察自己的呼吸或心性。

這即是本書最期待傳遞的概念。

持續堅持1分鐘的冥想

我必須重申，本書的目的，不在於藉由知識，讓讀者了解何謂冥想。唯有身體力行養成冥想的習慣，才足以改變人生。當意識轉變，才能擁有滿足且幸福的人生。

那麼，持之以恆的秘訣又是什麼呢？

史蒂芬・柯維（Stephen R. Covey）所著的《高效能人士的七個習慣》（天下文化出版）提到，習慣是建立於「知識」、「能力」、「動力」。

所謂的「知識」，是明白做什麼？又為何而做？

所謂的「能力」，是清楚明白實踐的方法。

所謂的「動力」，是付諸實踐的企圖心。

閱讀本書，即能獲得「知識」、「能力」，但問題在於「動力」。

在養成冥想的習慣過程中，如何讓自己的「動力」持續下去才是關鍵。你願意拿起本書閱讀下去，也說明是具有「動力」。

不過，3天、7天、或乃至30天後，繼續下去的動力恐怕日漸淡去。

在此，特別傳授給想要養成冥想習慣，卻又恨自己不成鋼的讀者，關於「養成習慣的秘訣」。

養成冥想習慣的超簡單秘訣

習慣化的秘訣一：訂定規則
習慣化的秘訣二：遵守規則

秘訣就是這兩個，如此而已。

訂定規則後，無論如何都必須遵守到底。

既然決定「1分鐘的冥想」，不是0就是1，即使1分鐘，也要養成習慣。

接下來，訂定每天執行的時間與場所。

在一定的時間、一定的場所執行，並養成習慣。

要決定在一天的何時冥想呢？是早上7點左右？還是晚上睡前呢？

又該決定在哪裡執行呢？是床上？書桌前？還是廁所裡呢？

我個人建議，起初最好是早晨起床後，在自己的房間內冥想。早晨起床後盥洗，喝些熱水或咖啡等自己喜歡的飲料，上完廁所，再開始 1 分鐘冥想。

每天固定的時間與場所，直到養成習慣之後，根本無需努力或費力，就像刷牙般，彷彿理所當然地持續下去。請務必確實實行 3 週左右，在此期間內必能變成習慣。

若時間不允許時，利用其他空閒的時間也無妨。

養成習慣後，即使在非既定的時間與場所，仍可照常冥想。像是在電車裡、忍不住想滑手機時，不妨試著將意識放在呼吸上。

持之以恆的關鍵就在於——「樂在其中」。

試著把 1 分鐘有意識的呼吸，當作一場「有何感受」的遊戲。這也是一種將意識與「現在，當下」連結的練習。

你當然也可以建立起自己的模式，但重點是把冥想納入日常生活中。

既短且深的冥想方法

1分鐘冥想法的基礎

雖說只要花費1分鐘靜坐即可，但為了達到深度冥想，仍有基本的方法。那就是意識到「調身」→「調息」→「調心」。

①調身＝調整姿勢
②調息＝調整呼吸

③調心＝調整心性（正念）

1 一調身

所謂「身心如一」，指的是人的「心」與「身體」並非各自獨立，而是一體。心的狀態改變時，身體的狀態也會改變；當身體的狀態改變，同樣地，心也會隨之變化。因此欲調整心性，首先要調整身體。

尤其是「心」與「背肌」有著密切的關係。當我們充滿朝氣與意欲時，背肌自然會拉長挺直。相反地，當我們毫無企圖心或感覺鬱悶時，就會彎腰駝背。

因此，**冥想的基本姿勢，就是延伸挺直背肌**。調整「身體」，「呼吸」也自然調勻，「身體」與「呼吸」調整後，不可思議地，「心」也跟著沉穩下來。

挺直背肌，體內的能量會開始順暢循環。透過輕微收縮下腹，也調整了內臟與神經系統。然後，胸腔擴張開來，呼吸變得更自然順暢。

瑜珈的體位法被稱為「āsana」。

「āsana」意指：「安定」且「舒服」的姿勢。

那麼，我們現在立刻參照本書的指示，一起做做看。

首先是姿勢，盤坐也好，跪坐也好，如果都不行，坐在椅子上也無妨。無論採取的是坐著、站著、仰躺著，只要是「安定」且「舒服」的姿勢即可。

基本上，就是挺直背肌。

背肌挺直延伸了，胸口自然打開，感覺到呼吸。

上半身，尤其要放掉脖子、肩膀、頭部或眉頭的氣力。

掌心朝上或朝下都無妨，然後放在大腿上。

眼睛輕輕閉上，或是也可以微睜，注視著某一個點。

2 調息

基本上，以鼻呼吸。

以鼻吸氣，再慢慢從鼻吐氣。

我們的呼吸，與背脊相同，是與心密切連結在一起。

心平靜放鬆了，呼吸也會緩和下來。

在進入冥想前，先做幾個深呼吸吧。

希望心情平穩時，更要緩慢地吐氣。吐氣，可以放鬆神經系統（副交感神經），有意識地緩慢吐氣，心就會沉靜下來。

現在，就在不憋氣的情況下，學習如何緩慢地吐氣。

然後隨著吐氣，釋放掉多餘的緊張或氣力。

3 調心

調心在於正念。基本上，就是注意（意識）呼吸的感覺。

此步驟最重要的是「注意的質地」。不在於操作呼吸，而是著重在「注意的質地」上。

現在，自覺到自己正在呼吸。

將意識切換到專注當下，察覺自己現在是如何呼吸。

至於「調心＝正念」，之後再詳細說明。

1分鐘冥想法的基礎

① 調身＝調整姿勢（挺直背肌）
② 調息＝調整呼吸（鼻吸鼻吐的腹式呼吸）
③ 調心＝調整心性（正念）

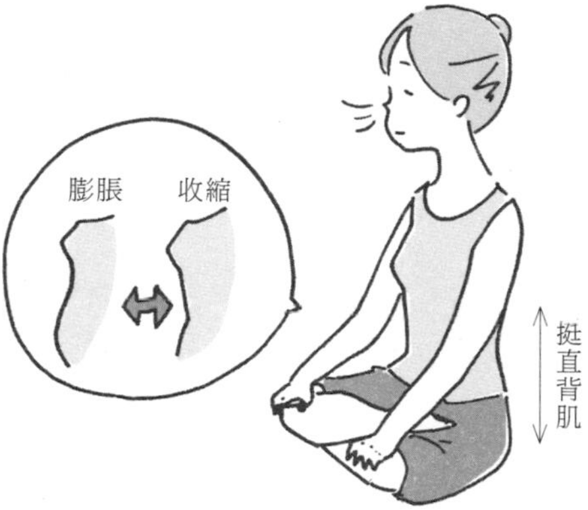

挺直延伸背肌而坐。
呼吸時，基本上以鼻吸氣，再從鼻吐氣。
意識專注在呼吸的感覺上，觀察吸氣時腹部膨脹，
吐氣時腹部收縮。

開始1分鐘
正念冥想吧！

哼唱冥想

一邊哼唱的冥想。

藉由發出聲音，自然地緩慢吐氣。這種方式比較不容易浮現雜念，非常適合初學者。

①挺直延伸背肌而坐，反覆3次的深呼吸。

②以鼻吸氣。

③吸氣吸足後，以鼻緩慢地吐氣。

④發出聲音，持續哼唱1分鐘。

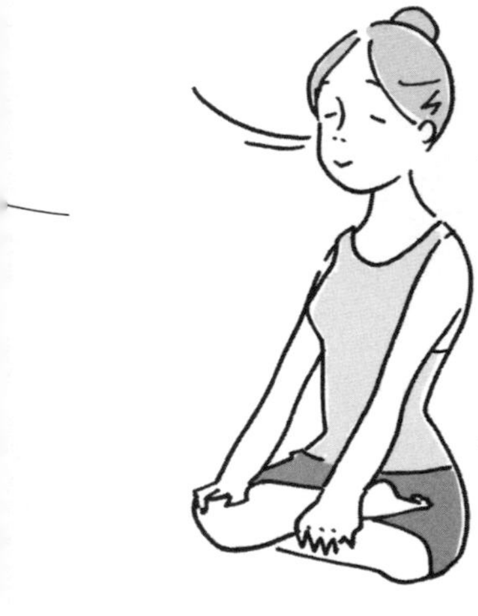

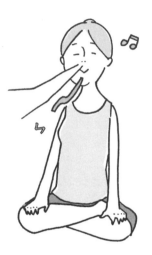

秘訣在於感受振動。1分鐘的哼唱結束後，再做數次的深呼吸，然後感受振動的餘韻。

另外，也不要忘記把氣完全吐盡。哼唱的聲音高低沒有限制，只要是舒服的狀態即可。

效果

・藉由發出聲音，自然且緩慢地吐氣。
・發出聲音，將意識專注在聲音上，頭腦自然放空。
・這個方法能讓初學者容易專注在感覺上，以沉澱思緒。

CHAPTER 2

提升「覺察力」的1分鐘冥想法

正念覺察的冥想法

本章要說明的是，提升「覺察力」的1分鐘冥想法。覺察，是冥想中最基本，也是帶有深奧意義的概念。

- 忌妒
- 焦躁
- 不安
- 壓力
- 混亂
- 無力感
- 自我嫌惡

諸如這些感受，幾乎都可透過覺察而釋放解決。

想要培養「覺察力」，就需要學習「正念冥想」。

所謂的正念，是不斷專注在「當下」的瞬間，如實觀察的「覺察訓練」。

首先，簡單說明一下何謂正念（mindfulness）。

正念的創始者——正念研究所所長卡巴金博士（Jon Kabat-Zinn）做出了以下的定義：

「對於當下、此時此刻的體驗，也就是現在這個當下的瞬間，不加以評斷，隨著有意圖的注意而達到覺察的境界。」

換言之，**「當下此時此刻」＋「不評斷」＝「覺察的狀態」**

這個「覺察力（Awareness）」就是正念。

那麼，「當下此時此刻」與「不評斷」，又是意指什麼呢？

「當下此時此刻」＋「不評斷」

正念，簡而言之就是「當下此時此刻」的練習。

當覺察到你的念頭徘徊在未來或過去，就把意識專注在現在這個當下。

我們身在「當下此時此刻」，卻也有不在「當下此時此刻」的時候。比起「當下此時此刻」，我們也許更常思索著未來，或是憶起過去的往事。

所謂的正念，是反覆讓意識回到「當下此時此刻」，藉以增加身處在「當下此時此刻」的時間。

而「不評斷」，就是不加入評價或判斷，只是如實地觀察。

一心想著：「好吧，開始冥想！現在要集中精神」，但人心偏偏不如此，突然間才發現自己已陷入胡思亂想。

「啊，不該有雜念的！」

「啊，今天似乎很順利！」

然而，這些都是評斷。

我們的心，經常在評斷。

心，猶如法官般，會從五感感知或發生的事情，瞬間做出評斷。

無論是初次見面的人，或過去相遇過的人，我們基於過去以來的經驗、知識，無意識地予以判斷，並計算對方對自己有多少的利益價值。

若持續依循那樣的反應做出判斷，最後恐怕難以如實地看見這個世界或對方。

所以正念是重要的，不再放任自己無意識的評斷。

換言之，對於眼前發生的事物，「不做出對或錯的評斷」、「不予以言語定義或解釋」。

冥想中，湧現的雜念或癢痛等，面對這些來自外界的刺激，試著不興起焦躁的反應。

何謂「覺察」？

那麼，所謂的「覺察」又是什麼？舉例來說，你閉上眼睛開始冥想，此時必然浮現諸多念頭吧。

「啊，腹部膨脹！」
「喔，腳有些麻！」
「臉有點癢癢的！」
「等一下要吃什麼呢？」
「現在，頭腦的思緒非常混雜啊！」
「鄰居的狗很吵！」

「今天的冥想更深入了！」

「啊，這也算是評斷吧！」

諸如上述的種種念頭，是在瞬間內突然投注了關心，才會「覺察」到這些平常不會留意到的事。

這也是心理學所說的**「無意識的意識化」**。

無論是身體的感覺、內心訴說疼痛的聲音、對未來的期待、乃至對於過去的悔恨等等……平時這些感受都存在難以自覺的無意識陰影中，如今，在意識之光的照耀下，終於浮現出來。

讓這些自然湧現的思緒或想法來去，持續以客觀的角度思考這一切，就會覺察到有別於腦中聲音的另一個「僅是俯瞰這一切的自己」。

正念的目的，就是培養出那個「覺察中的自己（等同於觀察者的觀點）」。觀察自己內在的感覺或思考，以提升「覺察力（Awareness）」，這也是冥想的目的。

透過「覺察」，為何可以改變內在？

每回被問及「冥想可以帶來什麼好處？」時，我總是這樣回答——

「可以幫助提升覺察自我內在的能力。」

這個能力，在心理學或佛教又稱為「自覺」、「觀察意識」、「覺悟」、「正念」、「自我管控能力」、「念（smrti）」等。

此能力一旦提升，可以改善憂鬱，感覺到幸福喜悅，有所頓悟——有助益於精神心理層面。

它既是古典傳統修行法的王道，如今又成為現代心理療法的主流。

那麼，為何「覺察」可以改變自我的內在呢？

通常，我們會與自然湧現的「思緒」或隨之引發的「情緒」結合為一體。而這些「思緒」或「情緒」，幾乎是過去經驗下的無意識反應模式。

換言之，即是**「條件反射作用」**。

舉例來說，你是否有過這樣的經驗——「明明不想要想起，偏偏又回憶起過去曾經歷過的痛苦失敗，再度被令人沮喪的氛圍圍繞。」

於是，你會無意識地、自動地引發那樣負面的思緒或情緒；而且，根本未覺察到自己已經身陷其中。

不過，「覺察瞬間」的自己，以及「思緒」或「情緒」之間，必然存在些許的「空間」，讓你能從較遠的距離俯瞰觀察負面的「思緒」或「情緒」。

好比太常膩在一起的伴侶，有時反而變得不懂對方，待保持空間距離後，才能清楚看見、了解彼此。

⏱不受情緒所擺佈

隨著冥想的「覺察」，在無意識逐漸意識化的過程中，可以客觀觀察「當下自己有何感受？正思索著什麼？」進而對自己的思緒產生自覺——「原來自己對剛才的事情仍感到煩躁」，進而不受到感受或情緒的影響。

過多的壓力或煩惱，往往是「條件反射作用」下的習慣性否定思考所致。尤其是處在被害妄想或完美主義等，這些帶有偏頗的價值觀時，更易感受到壓力。

透過「覺察」，可以緩和過去未留意，而無意識反覆的「妄念」，或是改變足以引發壓力的「看待事物的方式」；隨著壓力減輕，也能療癒憂鬱等心病。

經腦科學研究證明，「覺察」的確具有其效果，也被積極運用在認知療法中。

冥想可以提升同理心

養成冥想習慣，據說可以提升EQ（情緒管理能力）、加深同理心，那是因為冥想可以活化腦部的「背內側前額葉」。此領域掌管察覺、理解自己或他人的思考或情緒之能力。

換言之，可以帶來以下兩種優勢：

① 更能管控自己的情緒或思緒

② 同理他人情緒之能力提升，更能建立起良好的人際關係

總結來說，可以透過冥想提升「覺察、調整自我情緒的能力」與「覺察、同理他人情緒的能力」。

此能力不僅有助於工作職場，也能幫助建立起良好的人際關係。

即使不是「無」也沒關係

一聽到冥想，許多人以為必須進入「無」的狀態，但其實並不必然。正念的目的在於「覺察」。

藉由持續的「覺察」，可以抵達「無」的境界，但是「無」並非目的。即使雜念湧現，只要覺察，然後再度集中專注，也無妨。

在冥想中，最重要的是以下兩件事：

①集中專注在感覺上

②覺察到集中專注的中斷

每個人，必然在這兩者間來來去去。

如先前所說的，這就像是「大腦的肌肉訓練」。

舉例來說，健身時，肌肉為抵抗啞鈴的重量，於是產生收縮，藉此練出結實的肌肉。所以所謂的肌肉訓練，是透過克服「抵抗力」以達到進步。

冥想也是如此。

首先專注注意，當專注注意跑掉時，再把它拉回來，在反覆的過程中，也鍛鍊了腦。在此反覆的訓練中，血液得以輸送到腦部原本不怎麼運作的區域，重振逐漸低下的功能。

因此，雜念湧現也無所謂。

不妨把「覺察」雜念這件事，當作鍛鍊腦部的「負重」吧。

正念是既深度且寬廣的練習

正念的實踐，可分為正式的練習與日常性的練習。

若搜尋谷歌，又稱其為「公式化的練習」與「非公式化的練習」。再換言之，正念也就是分為「深度的練習」與「寬廣的練習」。

「深度的練習」，是指有意識地專注的練習。

舉例來說，就是利用前述的冥想法來鍛鍊「覺察力（Awareness）」。比較像是——刻意挪出非日常的時間所做的訓練。

「寬廣的練習」，則是拓展正念的意識之練習。

舉例來說，就是把正念運用在日常生活中的走路、品嘗食物或與人交談中。

若以「想健身的人」來比喻，或許更容易解釋說明。

「深度的練習」好比是在健身房的鍛鍊訓練。真心想鍛鍊出結實肌肉的人，通常會去到專業健身房，最好還有專業教練從旁指導，心無旁騖地在「健身的時間」，予以重量負荷，鍛鍊肌肉。

而「想健身的人」，在健身房的正式練習時間以外，若仍然留意到鍛鍊身體這件事時，這則相當於「寬廣的練習」。

像是在日常生活中，故意早一站下車步行抵達目的地，或是不搭乘電梯，改爬樓梯；在飲食方面也盡量避免攝取垃圾食物，多食用蛋白質或蔬菜等。

透過這樣「非日常」與「日常」的手段，達到更有效的健身。

心的鍛鍊也是同樣的道理。藉由「深度的練習」與「寬廣的練習」，達到相乘的效果。

百分之百專注在「當下此時此刻」

正念冥想是：覺察雜念時，接受後放下，再將意識回到「感覺」的練習。也就說，冥想中覺察到自己「正在思索」時，不加以評斷，再把意識切換到「感受」上。

本來，我們的心大致可區分為兩種：「感受」與「思索」。而我們的「感受」與「思索」宛如蹺蹺板般呈反比。

思索時，感受力衰微；感受時，思考力隨之減弱。

冥想中，百分之百專注「當下此時此刻」，腦中是處於空的狀態，或也稱為「無我的境地」或「空」等。

這並不是什麼特別的現象。

即使不經過冥想，我們也應該經驗過。

例如：做著自己喜歡的事時，彷彿忘記了時間。也就是說非常專注時，不僅自己消失了，時間也消失了，僅有「當下此時此刻」。

而這就是冥想狀態。

換言之，當專注在自己喜好的興趣時，也趨近了同樣的狀態。

試回想，當你專心於瑜珈、慢跑、衝浪、登山、欣賞表演或繪畫等時的狀態。

當專注力提升，對於手邊正在做的事、以及行為本身都會從中感到「快感」。

冥想的目標，就是達到如此一心不亂、埋首於無我的狀態。

冥想可以提升專注力，讓日常生活中，專注當下的時間逐漸增加，思考更為清澈，更易感受到幸福。

聽覺冥想

把意識專注、感受於聲音的冥想。可以傾聽哼唱後的餘韻，或是大自然的聲音，或是音樂裡的每個音符。

①把注意力放在聲音上。
②豎耳傾聽近處的聲音。
③豎耳傾聽遠方的聲音。
④豎耳傾聽聲音與聲音之間的寂靜。

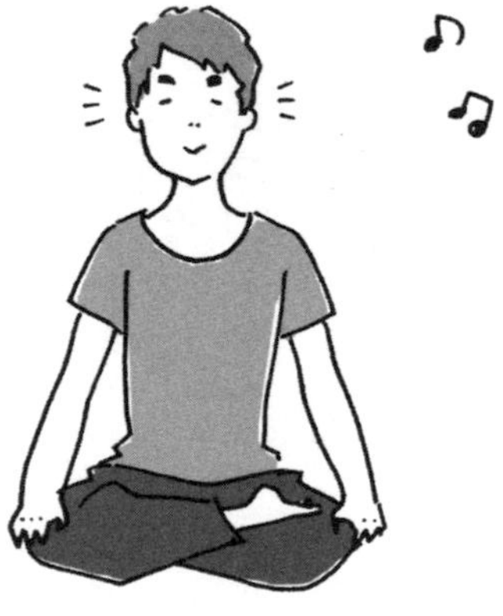

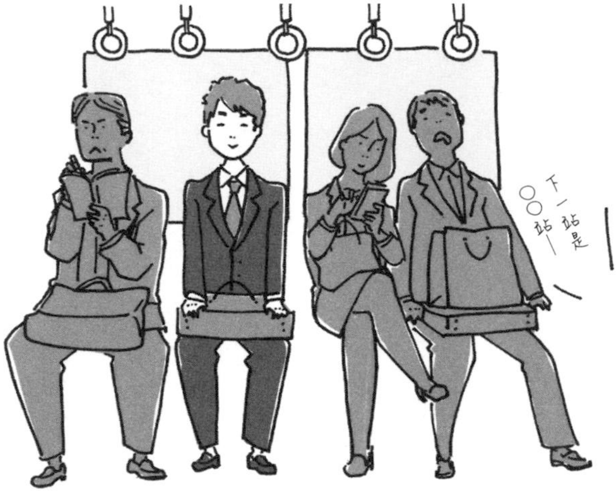

即使是行駛中的電車內也可以冥想

秘訣是，將所有的注意力放在當下此時此刻出現的聲音。不對聽到的聲音做出評斷，也不區分悅耳或不悅耳，不予以分析解讀，就是單純地如實接聽。

不僅是透過耳內的鼓膜，也試著感受空氣的振動，以全身感知聲音。

效果

・由於注意力放在聲音上，更容易專注集中。
・培養可以自在轉換注意對象的柔軟之心。
・將全部的注意力放在聲音上，頭腦變得平靜，保持靈活。

CHAPTER 3

整頓思考的 1 分鐘冥想法

積極正面的人與消極負面的人

關於人的幸福感，根據經過科學研究證實的積極正向心理學表示：「人類幸福度的50％，取決於遺傳基因」。

換言之，這世上本來就存在著積極正面的人與消極負面的人。

與幸福度相關的遺傳基因是「5-HTT」。

此遺傳基因——司掌神經傳導物質的血清素，若屬於「長效型」時，就容易感覺到幸福；但「短效型」則不耐壓力，罹患憂鬱症的可能性較高。

舉例來說，遭遇親人離世、情人分手、被解雇等重大壓力時，比起「短效型」遺傳基因者，擁有「長效型」遺傳基因者更容易度過低潮。相反地，若遭遇同樣的經驗，「短效型」遺傳基因者罹患憂鬱症的比例約是「長效型」遺傳基因者的兩倍之多。

既然是與生俱來，據說，不論透過任何的訓練都難以改變。

那麼，剩餘的50％又是什麼呢？

所謂的幸福度，也許會有人立刻聯想到經濟的寬裕或工作方面等物質上的優渥、成功，諸如家庭、工作環境或經濟方面的狀況等。

但是，**就整體的幸福度看來，受到這些外在條件影響的卻僅不到10％**（根據最新統計調查顯示「美國白領階級的『幸福度』，與印度貧民窟的人力車車夫不相上下」）。

如何提升剩餘40％的幸福度

那麼，剩餘的40％又是什麼？

就是「**自我的行動或態度**」。

加州大學的心理學教授，索妮亞・柳波莫斯基（Sonja Lyubomirsky）博士提到：「人類50％的幸福度受到遺傳的影響。而包含財產或社會地位在內的生活環境，僅左右約10％的幸福度；然而剩餘的40％，隨著有意識地改變日常行為或態度，卻足以發揮到最大值。」

換言之，即使天生幸福度較低的人，也能藉由外在環境或改變自己的行為、態度，提升自我的幸福度。

不過，有些人依據此理論，認為「當外在因素改變時，自己就能變得幸福」或「如果有錢，如果可以從事理想的工作，就能變得幸福了……」，事實上，那是他們僅把焦點放在10％的幸福度上。

生活環境的確很難隨著自己的期待而有所改變。但若是改變日常的行動或態度，反而比較簡單容易。

舉例來說，僅是養成調整身心的習慣，就足以讓幸福度產生變化。像是藉由運動、瑜珈或冥想，即能轉化身體的狀態或思考的模式，變得更積極正向。

還有，挺直背脊、深呼吸、經常有意識地保持微笑，僅是做到這些，也容易感受到幸福。

或是，察覺到不滿或忌妒等的負面想法時，放下執念，回想且感謝自己擁有什麼、又如何受惠於他人，只要培養這樣的習慣，也能提升幸福感。

意識到該怎麼幫助他人或親切待人，或祈禱他人幸福，或者僅是同理、苦樂與共，這些也都能讓人感受到幸福。

在日常生活中保持這些舉止行動或思考習慣，不僅簡單無負擔，又具即效性。隨著自發性的行動，養成幸福人的思考習慣，你的幸福度也會隨之攀升。

導致幸福度下降的思考習慣

接下來要介紹的是關於提升幸福度的習慣，在此之前，必須先釐清哪些是會降低幸福度的思考習慣。

舉例來說，想在杯子裡注滿水，倘若杯子有破洞的話，終究無法注滿。

所以解決之道是，必須先修補漏水的破洞；之後再注入水，杯子自然就能盛滿水。

幸福也是同樣的道理。為了豐滿內在，必須先修補破洞——放掉可能降低幸福度的思考習慣，養成提升幸福度的思考習慣。

所謂的破洞（等同於降低幸福度的思考習慣）又是什麼？

也就是——**「反芻」**與**「自我批判」**。

所謂「反芻」指的是：明明是已經結束的事，仍反覆重現腦海，不斷咀嚼不舒服的感受。據說這也是造成憂鬱症的原因。

至於「自我批判」，是指常會有讓自己喪失自信，或沒有精神、幹勁等想法的這種壞習慣。

這兩者，都是應該停止的思考習慣。

也許有些人認為自己沒有這些狀況，但可能是因為自我尚未覺察，反而更應該留心注意。相反地，發現自己偶爾為之的人，有時會因為覺察，而懂得修正。

不過無論是哪種情況都不要緊。只要覺察，慢慢改善習性，漸漸地就能感受到平靜幸福。

不再繼續思索已經結束的事

正念冥想，也被當作「減壓法」的一種，因而受到注目討論。

其實，造成壓力的原因之一就是「漫不經心」。

「漫不經心」，是正念的相反狀態。

- **無意識無自覺的思索狀態**
- **無法專注當下的心神狀態**
- **思緒過度圍繞在過去或未來的狀態**

根據近年的研究，我們一天之中，有近半數的時間是在這種無自覺狀態中度過，也因而不知不覺承受著壓力。

試試閉目 1 分鐘。

想必當下即可覺察到自己的思緒飄向意想不到的事情上，完全不是自己的本意。於是，情緒攀附在這些無意識湧現的思緒或想法上，像是牛吃草般吃下後再反芻咀嚼，讓不舒服的情緒反覆重現。

人類非常擅於妄想未來或過去，反而不耐佇立當下。縱使企圖想著「當下此時此刻」，卻往往覺察到自己正思索著未來或過去的事。

因此，冥想的訓練是必要的。

尚未訓練的心，就像野生動物般躁動不安，轉眼間已飛奔不知去向。

透過覺察「現在正在思索什麼？」、「感受到什麼？」的練習，也更容易放掉令人不安、恐懼、憤怒或緊張的負面思考。

不受過去與未來擺佈

我們思考時，意識總是朝向「過去」或「未來」。

然而，無論是「過去」或「未來」都僅是思考罷了，都是腦袋裡的「妄想」。隨著那個「妄想」，也因此衍生不愉快的感覺或情緒。

夜裡躺在床上，仍不自覺想起白天被上司訓斥的話語……「今天真是倒楣透了！」、「明天又會被罵嗎？」各種妄想持續浮現，苦惱遂在「當下」產生。

被上司斥責，既已經是結束的「過去」，也就是妄想。

隨著記憶的再生，就算僅是腦中的想像，卻宛如當下還感受、體驗著現實般的憤怒、不安或恐懼。

因此，無意識地不斷回顧過去不愉快的記憶，反覆經歷那些負面情緒，於是也漸漸失去活力，最後陷入憂鬱的狀態。

為了不受「過去」與「未來」的擺佈，必須覺察到自己是否把意識放在「過去」與「未來」。唯有處在「當下此時此刻」，才是最重要的。

那麼，該如何安住在「當下此時此刻」呢？

就是書中不斷反覆提及的——「呼吸」。

呼吸就像船的錨，把意識轉向呼吸的感覺，即能與「當下此時此刻」產生連結。

下次，在日常生活中，察覺到自己又開始耿耿於懷過去的事，或妄想著未來的事而感到不安時，不妨觀察自己的呼吸，做約10回的腹部呼吸法。

將意識放在當下的「呼吸」，讓「漫不經心」切換到「正念」上。把意識從腦中的虛擬世界，拉回到「當下此時此刻」的現實中。

反覆練習的結果，必能大幅減少「反芻思考」的習慣。

放下自我批判的思考模式

另一個讓自己陷入不幸的思考習慣是「自我批判」。

許多人常無意識地苛責批判自己。

那麼，自我批判的習慣，會帶來什麼問題呢？

首先，習慣自我批判的人，往往缺乏自信。

如果你覺得「缺乏自信」、「處於不知道自己想做什麼的狀態」，這也正是造成慣性批判自我的原因。

這情況不僅是針對自己，也會批判他人。

一旦懷有過多的厭惡煩躁的情緒，身心會緊張緊繃，於是身體變得僵硬、造成自律神經失調等，形成惡性循環。如此一來，又再度陷入焦躁、身心疲倦、缺乏行動力。

九成的日本人過於擔憂，容易不安、思慮過剩

如前述，現代人總是因為想得太多而感到疲倦。

如果是積極正面的思考習慣倒也還好，無意識的思考往往會引來不滿或匱乏感等，容易陷入負面思考。慣於負面思考後，在工作職場或人際關係上，就容易感到沉重的壓力。

負面思考會自然浮現，是因為比起擁有的，我們總是容易著眼在自己所缺少的事物上；我們的心似乎有著這樣的天性。

畢竟，我們的祖先必須靠著恐懼、擔心或懷疑害怕，才得以避開敵害或危險，因而存活下來。

但身處在現代，已經不需要過多的擔心與不安。過度反應的結果，反而容易招致壓

力，生活變得痛苦。

⏱不再批判自己

回想過去，我也曾嚴厲地苛責自己。在養成正念習慣之前，我甚至未能覺察自己正在苛責、批判自我。

那時，比起辦得到的事，我更在意擔心的是那些自己辦不到的事。但在日常生活中實踐正念後，我開始覺察到那些不斷苛責自己的聲音。

減少自我批判，首先最重要的是「覺察」。

隨著覺察到「自己批判自己」，發現那是一種自我虐待，就能減少自我批判的習性。更深入地來說，也就是不批判那個正在批判自我的自己。

不評斷那個正在評斷自我的自己。為評斷這件事做出批判，即無法走出自我批判的惡性循環。

停止評斷的無限輪迴吧。

接納自我吧，如實地接納。

所謂的不評斷，是不否定也不肯定，只是接受並理解。

如實地接受那樣的自己，即是接納自我（之後會再詳細說明什麼是「接納自我」）。

透過反覆的「覺察」與「接納」，就能緩和負面思考的習性。

無法肯定現在的自己也無妨。

還不能愛真實的自己也沒關係。

首先，就是認同那樣的自己，對那樣的自己抱以包容。

改變說話習性，思考模式也會改變

想要改變思考模式，首先，我建議有意識地覺察自己的「說話習性」。

因為言語是與他人溝通對話的工具，跟聽者比起來，更受到影響的反而是自己。自己說出的話語，不僅向著對方，也向著自己，從自己的耳朵進到腦裡。所以，存在腦中的模糊想像或想法，透過語言輸出表達，然後再輸入回到自己身上。

此時，腦裡透過這些話語認識了「自己的想法」。這個回饋機制也影響自己的內在，建立起自己的信念或性格。

換言之，**你所使用的言語，也建構出你自己**。

因此，習慣採取正向表達方式的人，也愈來愈擅長留意到事物的積極正向面。

養成積極正向的說話習慣，即使不必特別意識，性格也能自然轉化為積極正向。

相反地，總是採用消極負面的表達方式，也愈來愈容易留意到事物的負面，終於變成消極負面的人。

舉例來說，心裡不斷告訴自己：「不行，我辦不到」，最後猶如被催眠般，真的什麼也辦不到了。

相信「不行，我辦不到」，而且說出了口，果然應驗成真。因為無論擁有多麼美好的才能或能力，也無論周遭的人如何支持與鼓勵，唯有自己相信自己才得以實踐。

「倒楣透了！」

「太麻煩了！」

「不行，我辦不到！」

「為何我會遭遇這樣的事！」

「絕對不可能，我不可能辦到！」

當這些話語在腦中流竄，必然愈發感覺沉重，因為你正在為自己催眠。縱使藥物能暫時改善症狀，但若說話習性或思考模式傾向於自我批判，終究難以獲得真正的改善。

思考或言語既是藥，也是毒。

思考或言語能提振人心，也能讓人陷入憂鬱症（實際證明，正念運用在憂鬱症的治療上，效果甚至更勝於藥物治療）。

因此，我們必須意識到腦中的思考或是使用的言語，足以建構出期望中的自己。

一旦覺察到自我批判的聲音，不妨試著轉化為正向的語言。

覺察到自己長久以來的言語或思考模式，藉由改變，就能轉化自我的情緒或行動。透過言語或思考的轉變，其中的信念也會隨之改變；終於，性格也起了變化。

總結前述，無須將能量浪費在批判自我或他人的思考、對話、妄想、雜念上。覺察到把自己視為受害者的思考或言語時，試著學習放下。

取而代之的是積極正向的言語（腦內對話，自我對話），以存蓄能量。例如，試著有意識地對自己說：「我是幸福的」、「我是幸運的」、「今天又是感恩的一天」、「我愛自己喔」等等。

在養成習慣前，或許會感覺有些彆扭，但隨著反覆對自己喊話，直到習慣，無意識之間即能湧現正向的思考或言語了。

呼吸冥想

把意識放在呼吸上的冥想。只要專注在呼吸的感覺，即能自然導向正念的狀態。

①挺直背脊而坐。

②將意識放在腹部或鼻尖的感覺上。

③以1分鐘的時間，如實觀察呼吸的感覺。

④當注意力偏移呼吸時，再把注意力拉回到呼吸上。

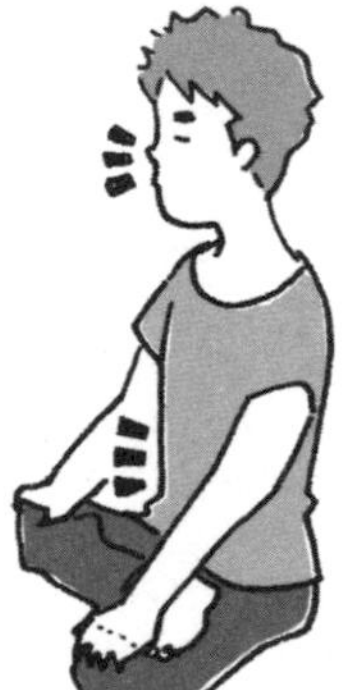

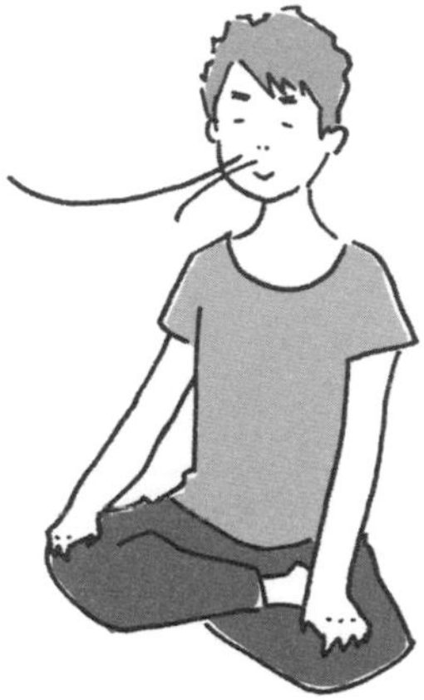

秘訣，就是不斷的覺察。「腹部膨脹，收縮」或「吸氣，吐氣」，腦中一邊說著，一邊確認覺察。

自覺「現在，正在吸氣」等，雜念升起時，也不予以評斷，就讓它流逝過去。

效果

・覺察呼吸，將意識拉回到「當下此時此刻」

・平靜思緒，安定情緒

・與傾聽聲音一樣，呼吸隨時隨地都可以進行

CHAPTER 4

調整情緒的1分鐘冥想法

整理思緒，調整情緒

關於情緒管理，冥想是最有效的方法。

據說「人一天思考約 6 萬回」。而其中約有八成是負面的，約有九成與昨天的思考內容相同。

當陷入憤怒、不安、後悔、忌妒等負面情緒的漩渦裡，心就無法獲得平靜與歇息。過多的壓力或情緒，也會消耗掉你的能量。

正念冥想，其實是「對於自動浮現心頭的思考或情緒不予以反應，並稍微將距離拉開，然後如實觀察」的練習。

習慣去觀察自己的心，是負面也好，是正面也好，試著把那些想法視為浮雲。

這樣一來，就能不再立刻被最初或自然湧現的思考給困住，可以從眾多的可能性中，更有意識地選擇思考的方向。

我們的「思考」與「情緒」緊緊相連。

這是理所當然的事。當我們想起討厭的事，自然衍生出厭惡的情緒，身體也處於嫌惡的狀態；想著美好的事，則會升起喜悅的情緒，身體也處於愉快的狀態。

減少讓自己陷入痛苦的思考或言語，有意識地正向思考或說話，即能緩和緊張，讓血液循環變好；感覺舒適愉快的時間逐漸增加，身體的健康狀況也會好轉——最後，變得更容易正向思考，形成善的循環。

我們的思考，足以影響情緒或身體狀況。

所以覺察到自己出現偏頗的想法時，學習放下，就能緩和壓力或負面的情緒。

現在，就試著實際調整情緒吧。

試著為情緒貼上標籤

想要放下不必要的情緒，首先必須自覺當下的心情。

在這一篇裡，我們要學習的是「貼標籤」的方法。

在此的「貼標籤」，是一種自我確認「覺察」的方法。可以運用在冥想，當雜念湧現、身體疼痛或搔癢而無法集中專注力時。

你現在的心情是正向？還是負面？還是不偏向哪一邊？若以天氣來比喻，會不會更容易說得清楚？

那麼，現在的心情是怎樣的天氣呢？陰天？雨天？晴天？

感受到什麼樣的情緒呢？

喜悅？煩躁？焦慮？

以詞彙確認這些覺察到的狀態，就是「貼標籤」。隨著貼上標籤，予以對象化，就能與那個感覺或想法保持距離，不再陷入「反應」，可以身處在「觀察」的一方。

為心的狀態貼上標籤，不僅覺察到情緒，也不易對情緒升起反應。而且，在情緒予以詞彙化的過程中，也更容易保持自覺。

試著一一為當下的情緒貼上標籤，整頓情緒吧。

- **錯過電車「感到煩躁」時，是「焦慮」。**
- **在眾人面前「不自覺心跳加速」時，是「緊張」。**
- **面對無理的應對感覺到「不爽」時，是「憤怒」。**

透過對情緒「貼標籤」，自己也容易與該情緒做出切割，不至於深陷其中，得以抽離且切換心境。

撕掉情緒的標籤，重新貼上

先前也提過，壓力的原因通常不在於事件本身，而是面對事件的態度與定義。事件的本身無好也無壞，通常是想法賦予它什麼樣的顏色，才導致翻轉到哪一邊。但無視於情緒也等於壓抑，情緒終究難以轉化，這時不妨試著透過行動、呼吸、思考達到切換。

試著撕掉情緒的標籤，重新貼上新標籤。

具體來說，當內心湧現負面情緒時，先暫停當時的思考（自動思考），然後試著提出懷疑。

「……這樣想，是事實嗎？」一旦心中發出這樣的疑問，不知不覺間，也與升起的想法保持了距離。

舉例來說，忘記帶東西時，覺察到自己認為自己「糟透了！」，心裡試問自己：「……這樣想，是事實嗎？」

錯過電車，覺察到自己想著「完蛋了！」時，心裡試問自己：「……這樣想，是事實嗎？」

如此，與情緒反應保持適當的距離，便可以更有意識地選擇思考。

最重要的是，不囫圇吞下意氣用事時的自動思考，可以柔軟且更多元、更合理地檢視自己的思緒。

最後，選擇出自己所需的思考方式。

冥想，可以讓意識的光照亮負面的思考習性、信念（想法），將容易衍生壓力的價值觀慢慢修正。

增加關於情緒的詞彙

再來，要談的是關於如何陳述情緒的詞彙。

情緒相關的詞彙愈多，也愈能理解自我內在發生的現象。相反地，情緒相關的詞彙愈少，也愈不容易理解自我內在發生的一切。

舉例來說，如果把所有的情緒都貼上「生氣」的標籤，其實是處於模糊且不夠理解的狀態。假設能有意識且明確地自覺自我的情緒，例如：

憤怒20％

悲傷50％

無力感30％

彙。

反而能帶來平靜與安心。因此，有必要對現在自我感受的情緒找到更貼切表達的詞彙。

覺察到「自己既焦躁又憤怒」時，當你深入理解自己，不可思議地，就能逐漸平穩下來（儘管情緒依舊會反覆，但請不要對那個依然還焦躁的自己做出評斷，也不要藉此反省檢討自我）。

所以，試著寫下關於「負面情緒」的詞彙，在日常生活中檢視，且徹底體會那些不舒服不愉快的情緒。

下頁的情緒中，那些是你經常感覺到的？

哪些是你想放下的？

就算勾選多項也無妨，試著檢視看看。

□焦慮
□憤怒
□焦躁
□害怕
□喪氣
□悲傷
□緊張
□悔恨
□苦悶
□嫌惡感
□後悔
□孤獨感
□混亂
□罪惡感

□寂寞感
□自我嫌惡感
□自責感
□忌妒
□絕望感
□喪失感
□憎恨
□羞恥感
□不安
□慘澹
□無價值感
□無力感
□失望

人懷有各種的情緒、心情，除了以上之外，當然還有很多很多，或是更複雜且混雜的，有時甚至難以一言說盡。

那麼，你經常感覺到的情緒是哪個？

試著從中選出三個，你特別想削減的情緒。

⏱情緒的貼標籤冥想

下回，當你選出的情緒浮現上來時，試著把它轉換為詞彙（貼上標籤），然後試著對自己說：「現在，我感覺到○○」。

舉例來說，在拒絕別人的邀請時，覺察到自己感到抱歉時，貼上「現在，我感覺到罪惡感」或「罪惡感」的標籤。

興起這樣的自覺時，就不易受情緒所擺佈。

當覺察到自己懷有過多的「罪惡感」時，有意識地轉化思考，或是原諒自己，或是把情緒轉換為感謝感恩。

就像與至親好友的對談般告訴自己：「其實不需要感覺到罪惡感」，即能轉化情緒的方向與意識的走向。

放任負面情緒，會讓它成長茁壯

無視負面情緒、放任的結果就是愈來愈痛苦。

因為，無意識的反應會形成模式化。換言之，最後會變成一種慣性。

前一篇提到的那些情緒，若放任不顧，便會刻劃在心靈深處，逐漸成長茁壯。一旦發生什麼事件，那個情緒就會立刻露臉，最終演變成性格。

這就是所謂的「模式化」。

模式化後，自己猶如被操弄的人偶般，進入「某種情境，就必然有那樣的反應」之自動化操控模式。

舉例來說，容易被引發怒氣的人，變成了易怒性格；喜歡歸咎他人的人，則加強了自我的被害者意識。

事實上，容易焦躁、發怒等，這類難以管控負面情緒的人，都是在無意識下將反應模式化的結果。

最近，是否感受到龐大的壓力呢？

也許你的負面思考或情緒也正在模式化中。

或許這一切並不是你願意的，但是，無意識也好，有意識也罷，在自我不斷反覆思考或行動下，最終的結果就是形成慣性，釀成性格。

就像最初不過是窄小的獸道，隨著人類反覆經過、踐踏，終將變成確確實實的道路。腦的迴路也如同道路。

縱使最初只是想想罷了，隨著反覆引發同樣的反應時，也讓情緒或思考變成理所當然的慣性。

業的法則

佛教稱那樣的模式化為「業」。所謂「自作自受」，也就是說——思考惡時，並同時付諸行動，而惡終將反回己身。

但是「業的法則」，不僅止於惡，也適用於善。**所謂的「業」，也就是因果報應的法則：「在過去（上輩子）所做過的行為，無論是善行，也無論是惡行，必將回到自己身上。」**

過去人生的經驗記憶，表面上像是忘記，其實是積存在心的深處、深層意識裡，變成肉眼看不見的「認定」。

「認定」，也可說是先入為主的價值觀、固著的觀念、偏見、拘泥、執著、心靈創傷……等。

即使長大成人，愈是經歷過各種的經驗，透過那看不見的「認定」，也愈不容易如實地認識現實現況。

舉例來說，過去經歷過許多失敗的人，就愈容易相信自己又會掉入同樣的失敗中。或是，曾有過被否定的經驗時，之後再遇到相似的狀況，往往堅信自己必然遭到否定。

這些儲存在潛意識的記憶或信以為真，往往限制了自己的行動或挑戰，也是人際關係發生問題的原因之一。

- 不想多想，卻還是想到不舒服的事
- 明明想著住手吧，卻還是忍不住去做了
- 不知為何，看到那樣的人就覺得煩躁

這些時候，也許是「業」起了作用。

⏱淨化業的方法

冥想，就是淨化業的方法。

想要改變模式化反應，企圖從業之中解脫而出，首先必須做到覺察。

透過自我覺察，看到自己內在的負面行為模式、思考模式、情緒模式，進而發現這些無意識的慣性。

隨著覺察，覺知自己的慣性模式。

經過更深度的冥想，漸漸地讓心靈的活動趨於平靜，不評斷、不抵抗，僅是不附帶條件的中立意識。

切身感受到冥想中不附帶條件的意識（空、無心），即能清楚分辨出自我本質（意識、生命、觀察意識）與附帶條件的思考（心智、自我、無知）之差別。

冥想可以培養出「觀察者的視角（真我）」，讓自我從反覆無意識的反應模式中解脫而出。

話雖如此，長年累積的業，仍非一朝一夕可以改變。因此，每天必須持之以恆實踐冥想。

尤其是接觸冥想之初，思緒總不斷升起，有時甚至湧現各種不舒服的情緒。或是身體會感到疼痛，或是過去壓抑的情緒突然溶解、宣洩而出（我記得剛開始冥想時，不是身體疼痛，就是不明所以地流淚）。

因此，任何負面的思考慣性或情緒慣性，只要透過覺察，即能緩和下來。

思考或情緒湧現時，不要認為是冥想的失敗，不妨把它視為正在淨化自我內在的業。

如同做夢。我們睡覺時透過做夢整理、釋放儲存在潛意識的記憶。

因此，無論是可怕的夢、不祥的夢，或是冥想時湧現的負面思考或情緒，都無須太過在意。

那些湧現的一切，就當作是「業的淨化」。

不評斷、不回應心識的習性，僅是自覺就好。

覺察到自我的負面思考，甚至可以一笑置之時，就表示自己與思考保持了距離。

在反覆這些細小的覺察過程中，終於頓悟反應的模式（業）。

當下得以覺察是最好的，事後才覺察到也無妨。

了解自己，隨著無意識得以意識化的過程，發現「當與誰發生何種狀況時，自己會出現慣性的反應」，終於清楚明白自己的反應模式。

當自覺「自己也有那樣的反應慣性」，下回遇到同樣的狀況，就能選擇要不要有所反應。你可以選擇將意識轉移到「呼吸」上，或是改變「思考的方向」。

接納自我的1分鐘冥想
（包容自我的冥想）

所謂的包容自我，就是接納自我。

首先，最重要的還是覺察。

觀察心理與身體起了什麼變化，不把情緒與自己畫上等號，而是保持距離觀察。俯瞰自己的現狀，站在客觀的角度凝視，不受情緒所擺佈。

接下來，則是「如實的接納」。

所謂「如實的接納」，是覺察到自己內在發起的反應，不評價也不評斷，僅是接受的狀態。也就是說，既不否定也不肯定自己的情緒或欲求——這就是包容。

一般的正向思考會否定負面情緒，並企圖讓自己導向正向。但是，正念是包容負面情緒。

無論是自己的負面情緒、缺點都能客觀以對，並予以接納，就能減緩受其影響。

試著練習這樣具「包容度」的冥想吧。

整理情緒的書寫冥想法：「日誌記錄」

有負面思考或情緒都不是問題。
問題是未能覺察到自己的負面思考或情緒。
當然，透過改變姿勢、呼吸或想法，心情上或許可以樂觀一些，不過最重要的還是眼觀問題，在現實層面中解決問題。

本篇要介紹的是，書寫出負面思考的冥想法：「日誌記錄」
首先，把來龍去脈原原本本地寫在紙上。
接著明確指出問題點。
最後，從各種角度遠觀問題，以減緩壓力。

「日誌記錄」的五個步驟

步驟1—把它寫出來

首先，把腦中的想法直白地寫在紙上或日誌上。

例如，坦承寫下「我討厭那個上司！他心胸狹小」、「每回聯誼相親都不順利」……等等。寫完後再重新看過，試著以客觀的角度視之。

僅是如此即能衍生覺察，切斷模糊不安的環結。

步驟2—改變觀點

接下來，試著改變觀點。嘗試以第三者的立場看事件。

舉例來說，「我討厭那個上司！他心胸狹小」，這是真的嗎？不再以自己的觀點，試著改以不同的立場看事件。

儘管有些困難，但試著找出對方的優點。或是，假設自己將來得以解決目前的問題，想像那個自己會如何看待現狀。

步驟3｜思考問題與解決方法

試著理性思考：「哪些是問題？」、「又，該如何是好？」。鎖定問題，設定課題，在自己的能力範圍內，盡可能提出各種解決方法。然後從中選擇出解決的最佳方案。

一旦找出問題與解決的方法，即能遏止不安猶如滾雪球般愈滾愈大。

步驟4｜試著想像

選出解決的方法後，在腦中開始演練實踐的準備。

試著想像實際操作步驟3的解決方案。舉例來說，為企劃報告而不安緊張時，不妨在腦中不斷重複演練，透過想像，更易轉化為行動。

步驟5　行動

現在，只做自己辦得到的事，執行解決方案。行動時帶著正念，專注在當下手邊處理的事情上。

執行「步驟1」時最重要的事

雖然前面寫了這麼多，但若僅做到步驟1的「書寫出來」也無妨。最重要的是，把當下腦中的聲音或想法直白地寫出來。寫什麼都無妨，總之就是盡情寫出自己在意的事情。

縱使是感受到壓力的事件也可以，想到什麼就寫什麼。

諸如對未來的不安、與金錢相關的困頓等，當憂煩的情緒在腦中盤旋不去，就會形成壓力。

此時，盡情地把造成不愉快的原因或情緒寫在紙上，以幫助自己看見煩惱事件的全貌。

藉由寫下憂煩的原因，不僅情緒獲得化解，還能讓事件的真實面貌浮現檯面。也可以試著寫下自己全部的負面思考，藉以客觀觀察。隨著自我心理或現狀的「可視化」，那些不安的情緒漸漸得以平緩下來。

也許，你這才覺察到那些煩惱其實並不是什麼大問題，也許能找到解決的方法。

總之，讓你備感到壓力的是什麼？

找到最在意的部分，釐清問題，然後一個個付諸行動予以解決，必能消除不安的情緒。

感覺到自己的不安時、陷入不知該如何是好的混亂狀態時，首先就是書寫，以明確心中的感受。

透過書寫，可以找到解決之策。自己能明白，終於來到該解決的時候呢？還是什麼都不做也無妨？愈明確問題的所在，就愈容易解決。

一旦掌握訣竅，即使不寫下來，也能找到因應的對策。

執行「步驟2」時最重要的事

在此說明關於步驟2的「改變觀點」。

容易感受到壓力的人，視野也相對狹窄；相反地，不易感受到壓力的人，擅於切換看事物的觀點。為了提升思考的柔軟度，切換觀點是最有效的方法。

舉例來說，失戀時，當下覺得創傷彷彿會持續一輩子，但那其實是因為你只看得到現在的自己。

此時，藉由各種角度遠觀事件，情緒也會有所轉變。

轉變觀點，能更清楚看到有利的一面。所以當出現負面思考時，試著從事件中找尋肯定正向的一面，以取得平衡。

例如，試著詢問自己：「從那件事學習到什麼？」、「透過那個事件，讓自己獲得什麼樣的成長？」、「走過那個事件的自己，究竟可以對這個世界做出哪些貢獻？」，將心理狀態轉化成從事件中找尋意義，反而更能樂觀以對。

其他的切換觀點之例子，諸如：

・改變時間軸
・試著以未來的自己，看待現在的自己
・想對 3 年後的自己說些什麼
・試著想像對方的心情：「如果我是他的話，有何感受？」
・試著想像自己尊敬的人：「如果是他的話會怎麼想？會說什麼話？」

當然不限於一個觀點，試著從各種觀點切入。

日誌記錄法

將負面思考或情緒寫下的「書寫冥想法」

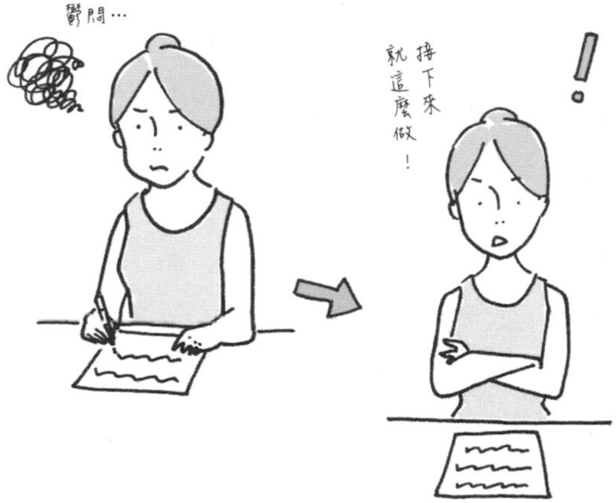

- 步驟 1 ▶ 寫下來
- 步驟 2 ▶ 改變觀點
- 步驟 3 ▶ 思考
- 步驟 4 ▶ 想像
- 步驟 5 ▶ 行動

僅是書寫也能讓心平靜

品味情緒

為何需要品味情緒？

因為壓抑情緒的結果，會造成感受性的鈍化。

感受性變得鈍化，不僅難以感受到負面情緒，同時也不易感受正向情緒。換言之，也比較難感覺幸福或感動。

情緒的本身，本就沒有好壞。情緒，其實是大腦在傳達訊息——告訴你目前心的狀況對自己來說，究竟有何意義。

然而，恐懼、憤怒、悲傷等情緒並不好受，任誰也不願細細品味。因此，我們（尤其是成人）為避免感受到負面情緒或痛苦，會企圖鈍化感受，以保護自我。

這就是心理學所說的**情緒的「壓抑」**。

一味「壓抑」情緒，感覺的感受器會變得遲鈍，不僅是負面情緒，就連活著的喜悅、感知雀躍的力量也隨之減弱。

結果，漸漸不明白自己想要什麼，每日的感動愈來愈淡，「人為何活著？」、「幾乎沒辦法感動」的念頭與日俱增。

等到壓抑情緒成為慣性後，連自己懷抱著什麼想法，或該如何悲傷、憤怒、快樂也無所適從了。

為了不鈍化自己的感受性，最重要的就是品味情緒。

深刻感受自己的真實情緒、消化情緒，讓心安定下來。在品味情緒的同時，也許會短暫升起不舒服的感覺或不愉快的情緒，但它們最終都會通過身體而去。

重新設定心境的蠟燭冥想

這是藉由「火」淨化情緒的冥想。對過去感到後悔，對未來感到不安或恐懼等，當這些負面情緒在腦中徘徊不去時，此方法可以幫助你重新設定情緒。

①準備蠟燭與火柴（打火機）。
②點燃後放在燭檯上。
③挺直背脊坐著，一邊緩慢呼吸一邊凝視火焰。
④想像負面情緒或想法起火燃燒。

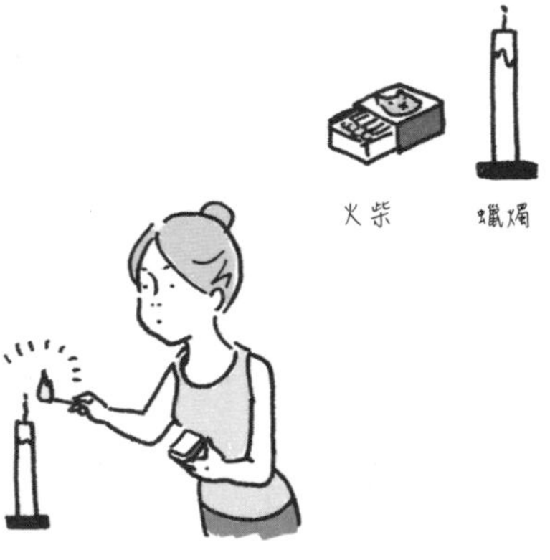

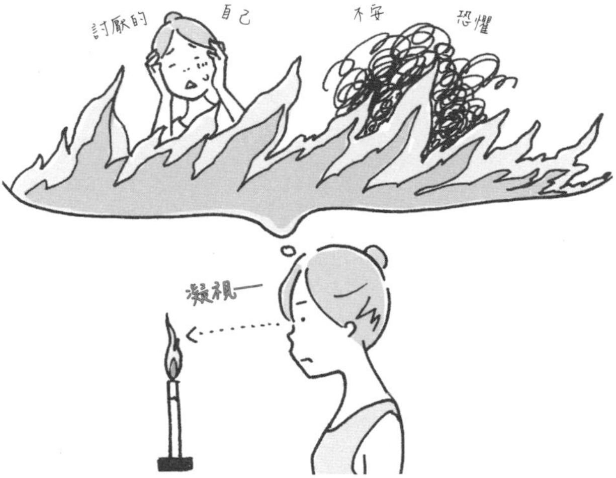

訣竅在於專注於火焰。想像雜念燃燒，心境（思考與情緒）就會慢慢平靜下來。由於妄信「自我＝思考」、「自我＝情緒」，所以必須將自己與心切割開來，讓「自我≠思考」、「自我≠情緒」。

效果

・燒掉負面情緒，重新設定心境
・斬斷在腦中盤旋不去的想法
・將自己與思考或情緒分割開來

CHAPTER 5

調整身體的1分鐘冥想法

調整氣的流動

「漂亮的人不一定有元氣，有元氣的人卻一定漂亮。」

這是前AKB48的團員前田敦子拍攝的電視廣告（大正製藥的Lipovitan fine）中，所說的台詞。

的確，充滿元氣的人，總是顯得耀眼。那些漂亮優雅的模特兒或明星，或許是因為擁有健康的身心吧。

元氣，也就是「元」的「氣」。

換言之，**還原到原本的氣之狀態，就是元氣（元始的氣）**。

心與身處於健康的狀態，也就是新鮮血液或氣流動於每個細胞的狀態。因此，所謂的「元氣」，也代表「氣」流動順暢。

「氣」流動順暢，肌膚會帶有光澤，也更有自信。

當然，要達到深度的冥想，「氣」的流動順暢也是重要的關鍵。因為氣流動順暢時，較易「覺察」，也較易管控情緒。

相反地，一旦累積壓力或疲勞，就會造成氣的流動不順、「覺察」變得遲鈍。同時，氣的停滯也會造成疾病，尤其是不規律的生活、宿醉、熬夜不睡、身體緊縮僵硬、飲食過量……這些平時不以為意的生活習慣，常易引發情緒。

當身心處於最佳狀況，自然能進入深度的冥想。

平日養成做瑜珈或運動的習慣，身體溫熱後，血液循環或氣的流動也會更順暢，心也安定平靜下來。身心的基礎穩固，遇到任何狀況也能挺越而過。

本章節，將介紹如何調整身體與氣的流動。

透過運動調整氣的流動

最具效果的，依然是運動。

首先，只要步行20～30分鐘左右，即可調整心理的狀態，讓頭腦更靈活清楚。有氧運動則可改善血液循環促進氣的流動，並且分泌血清素。

血清素又稱為「幸福荷爾蒙」，具有安定身心、平靜心情、紓解壓力的效果。當心境輕鬆和樂，也較能積極正向思考或行動。

相反地，血清素不足時，易罹患憂鬱症或失眠症等身心疾病。

其實，只要保持心理健康，就能提升血清素的分泌。

那麼，要如何提升血清素的分泌呢？以下是被認為有效果的四種行動：

①運動
②曬太陽
③呼吸法
④按摩

其中，最重要的是運動。

一天30分鐘左右的運動，據說等同於施打一次抗憂鬱劑的效果。

有時不妨試試吧，步行到下個車站再搭車，或是到住家附近的公園散步，這樣也能達到運動的目的。如果有時間，去到森林或海邊等地方，感受大自然的同時也能靜心步行。

徒步時，將意識放在腳底，或是專注觸目所及的景色、吹拂肌膚的微風、大自然的聲音，心情也會慢慢平靜安穩。

藉由泡澡調整氣流的「排毒冥想」

一天的尾聲，不妨泡個澡淨化身心。

最建議的方式是時間較長的半身浴。

使用38～40度左右的溫熱水，水位只到肚臍的高度，身體才能負荷長時間的浸泡。至少浸泡20分鐘以上。

有些人以為要全身浸泡在熱水中才具效果，其實半身浴更能促進血液循環、新陳代謝，也能消除疲勞。

隨著慢慢滲出的汗水，連同多餘的脂質、毛孔的髒污、老舊廢物等也一併排出，充分達到排毒的效果。

泡澡時，可以一邊按摩一邊想像正在清除積蓄體內的邪氣。

先從上半身開始，由肩膀按摩到手腕，想像手指撫出了黑煙，然後溶到澡盆的水裡，徹底被洗淨了。接著是下半身，從大腿來到腳尖，黑煙溶到水裡，清洗乾淨了。

此時，想像種種的思考與情緒也隨著水流走。當身心保持清淨，冥想也能更加深入。將鹽加入水裡更具淨化作用。不過，不是精製鹽，需使用粗鹽等天然未加工的鹽。

藉由按摩&伸展調整身體

半身浴後，再做些按摩或伸展吧。身體僵硬時，心也隨著僵硬；身體柔軟，也能帶動心的柔軟度。

先透過半身浴徹底溫熱身體，然後按摩，讓肌肉放鬆下來。

按摩可以促進全身血液循環，特別要避免的是下半身的血循滯留。

揉捏腳趾、腳底按摩、淋巴按摩……等，以手指按壓刺激特別疲勞的部位，舒緩身體的浮腫或緊張。請試著像對待世界上最尊榮的客人般，自己療癒自己。

泡澡時也可以做些伸展運動，例如撐開腳趾、轉動腳踝。其實臉部周圍的肌肉也意外緊繃，不妨做做表情，鬆解肌肉。

當身體放鬆，既促進血液循環，也讓氣的流動順暢，身心更加健康。身體調整，心也更有餘裕，能因應面對壓力。

第一章提到的「調身」，其實，僅是伸展背脊這樣的動作，也能改變氣的流動。我也是開始做瑜珈後，才有意識地挺直背脊，原本姿勢不佳的我，在反覆有意識地自我提醒下，才得以端正了姿勢。

透過冥想，覺察意識到姿勢，或藉由瑜珈或皮拉提斯鍛鍊體態，姿勢端正了，冥想也能更深入。

排毒冥想

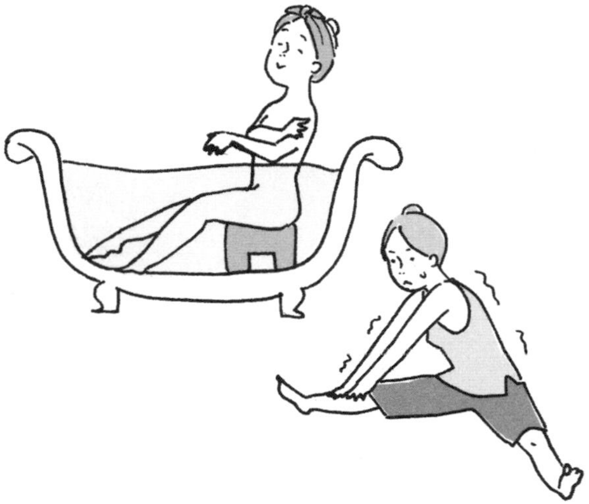

① 泡半身浴
② 留心感受身體的感覺
③ 冥想或按摩
④ 藉著按摩 & 伸展放鬆身體

調整身體與氣，
變得更健康

飲食冥想

各式各樣的健康風潮席捲而來，究竟誰才是正確的，其實已讓人迷惑不清了。

「應該吃早餐？還是不吃比較好？」

「應該以肉食為主？還是以蔬菜為主？」

「應該吃糙米？還是吃白米比較好？」

我認為，任何飲食健康法都有其道理，任何方法都沒有問題，畢竟這世界上不存在適合所有人的飲食法。

最重要的是，是否適合自己。

不過是否適合自己，仍必須嘗試才能了解。

為了不受外界的資訊或知識所影響，只有藉親身體驗所獲得的回饋，才能找到適合自己的健康法或因應疾病之道。

然而基本原則，仍不脫離以下六點：

①飲食不過量
②懷著感恩的心品嘗食物
③喝水或溫熱水
④攝取含有水分的新鮮水果、純果汁、青汁
⑤攝取在好心情下調理完成的食物
⑥攝取自己喜歡的食物

接下來，就依序解釋說明。

調整身體的基本飲食

1 不飲食過量

再健康的飲食，過量還是有害身體。尤其是睡前進食，會影響到睡眠品質，應避免飲食過量。其實是否該進食，身體會告訴我們。

我在睡前3～4小時前，盡可能不吃東西。如此，翌日的冥想或瑜珈得以更深層。攝取身體所需以外的飲食，也是一種能量的浪費。

2 懷著感恩的心品嘗食物

飲食時，要對食物懷著感恩的心，邊吃邊想著有礙健康，心情也會大受影響。相反地，相信吃下的東西有益健康，即使是安慰劑也會帶來效果。要感謝大自然的恩賜，感謝栽種、烹調食物的人們，對著食物說：「開動」、「吃飽了」。

3 喝水或溫熱水

身體約60％是水分。一天內應分多次喝下共2～3公升的水。飲用的水，最好是淨水器過濾過的水或礦泉水。寒冷季節不妨喝溫熱的水，可以溫暖消化器官，提升新陳代謝，促進血液循環。喝水不僅有助於減重，也可以消除便祕、改善肌膚乾燥、排毒。

4 攝取含有水分的新鮮水果、純果汁、青汁

早晨建議來杯營養滿分的綠色蔬果汁。新鮮的水果不會對消化造成負擔，也可以從中攝取到酵素，並補充身體所需的維生素與礦物質。純蔬菜汁可幫助身體更有效地攝取營養，同時消解便祕與促進血液循環。

5 攝取在好心情下調理完成的食物

以體貼之心製作完成的食物，就是對身心有益的飲食，攝取之後也能幫助身體恢復元氣。所以盡可能選擇是生產者以愛心栽種或製作的食物（如果可以，自己親手做更好）。

6 攝取自己喜歡的食物

關於飲食，過度拘泥反而令人疲憊。攝取對身體有益的食物固然重要，但吃自己喜歡的食物更重要。在飲食上思考或在意營養是理所當然的事，不過有時也要聽從身體的渴望，吃些想吃的食物吧。

「有機食材有益健康，但偶爾也想放縱一下。」面對人生，游刃有餘的衡量標準也相當重要。

這時候，別忘了1～4的原則啊。

調整身體的基本飲食

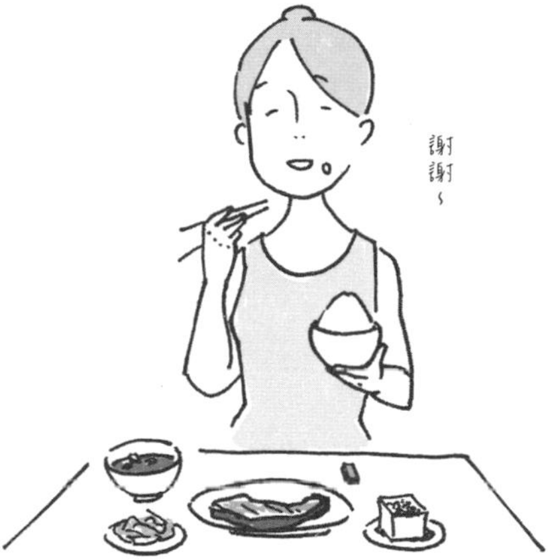

① 不飲食過量
② 懷著感恩的心品嘗食物
③ 喝水或溫熱水
④ 攝取含有水分的新鮮水果、純果汁、青汁
⑤ 攝取在好心情下調理完成的食物
⑥ 攝取自己喜歡的食物

調整身體與氣，
變得更健康

調整荷爾蒙均衡與節奏的睡眠&起床法

為了美容與健康，最好就是早睡早起。

不養生也不規律的生活，容易讓身心處於不安定。順著自然的規律生活，既能安定身心，思緒也更積極正向。

那麼，為何早睡有益呢？

早睡有益身心的理由是，晚上10點～凌晨2點之間，生長荷爾蒙分泌最旺盛，尤其又以凌晨12點分泌的量最多。

偶爾工作加班熬夜倒還無妨，但無事時，最好還是深夜十二點前就寢。

此外，固定就寢、起床時間，身心也較平穩安定。

想要維持荷爾蒙均衡，起床後不妨曬曬太陽。早晨的陽光，可以促進腦內製造分泌血清素。分泌大量的血清素，可以幫助精神上的安定平穩。

相反地，不接觸陽光，血清素不足，就不易產生幸福感與安心感。接觸陽光，也能幫助入眠，較易感受到幸福。

即使這樣仍難以入眠的人，不妨試著一天做20分鐘左右的運動。因為，適度的疲勞有助熟睡。

想要有良好的睡眠品質，不該做的事

首先，不眠不休是最不可取之事。深度的睡眠可以積蓄能量。我的睡眠時間約有6～8個小時左右。

另外，要避免時間過長的午睡。無限制的午睡，會造成身體的生理週期紊亂，最好以20分鐘為限。

還有，睡前應避免攝取咖啡因等具刺激性的飲食。因為這些食物會促進內臟或腦的活化，降低睡眠品質。

再者，睡前最好避免在床上看手機或電視。長時間注視手機或電視的藍光，與咖啡因同樣具有提神的效果，令人不易入睡。

睡覺前應養成的習慣

最推薦做的事情是，前面介紹過的泡澡後的伸展操與冥想。

可以把房間的照明調暗，放置自己喜歡的薰香、音樂、蠟燭等，享受正念且寧靜的冥想時光。讓臥室成為放鬆舒適的空間，還有就寢前的固定儀式，都能幫助入睡。

另外，睡前盡可能想些愉快的事。

結尾好，一切都好。前面也提過了，最好深夜12點就寢，然而超過時間仍無法入睡時，也不要責備自己。

身心俱疲時，最容易湧現負面思考。

容易負面思考的人，應多想想美好的事，或養成至少 1 分鐘的冥想，或把自己的想法書寫出來。

即使再微不足道的事件也無妨。或者是，回想今天見過面的每個人，心懷感恩，也有助安眠。

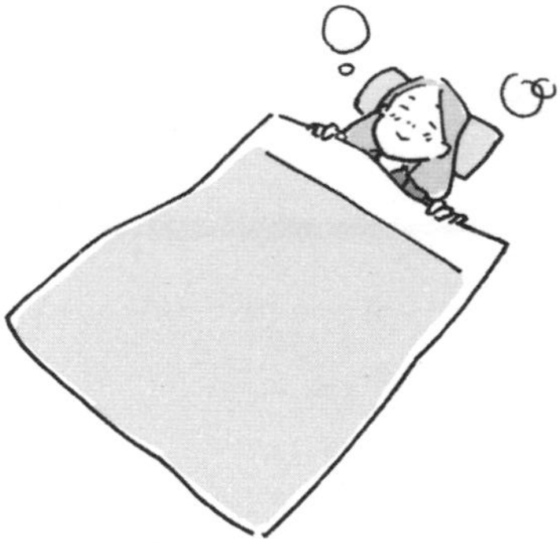

挪出「什麼都不做的時間」，以積蓄能量

冥想時唯一做的事就是「什麼都不做」。

也就是說，只感受「存在當下」的狀態。

對平時不是趕往某處，就是處在忙碌中的我們來說，擁有什麼都不做、自己專屬的時間是非常重要的事。

也許有人會問，這麼做有何意義？

其實「什麼都不做」，的確可以積蓄心靈能量，獲得更有朝氣的生命力。

現代社會，各種資訊情報猶如洪水排山倒海而來。一趟電車，各式各樣的廣告瞬間映入眼簾，再環顧周遭，每個人盯著手機；打開社群網站，就能即時知道朋友的近況

……我們身處在最便利的時代。

也因此，人們常陷入過度思考。由於不斷新增的資訊情報隨時隨地湧入，想讓腦袋休息，變成了一件極為困難的事。

所以，**有意識地「保有什麼都不做的時間」，非常重要**。

保有「什麼都不做，自己專屬的時間」，也等於在累積積蓄自我心靈的能量（養分）。

我也是透過冥想或瑜珈，了解並珍惜「什麼都不做」的時間，身心得以因此積蓄能量，恢復元氣。

無須對「什麼都不做」感覺到罪惡感。

唯有充分的休息，才能自然湧現幹勁與能量。

積蓄心靈能量（養分），猶如自我的內在確實紮根，隨著深根與自我深處的連結，可以生出更安定的力量，而且向上成長。

⏱也要讓思考休息

冥想中的「什麼都不做」，不僅僅指行為，也包含思考。

若要以其他的句子置換表現「什麼都不做」，可以舉例為以下的狀況：

「接受現狀或這樣的自己，毫不抵抗。」

「不裁判自我，不評斷自己的情緒。」

「安逸於什麼都不是、這個原原本本的自己。」

我們三不五時，總是在思考。

天馬行空的幻想倒也無害，但在多數的時間裡，思考是與擔心、不安、後悔等連結，並無意識地感受到壓力或緊張。更極端的案例，甚至引發憂鬱或繭居。

事實上，我也是過度思考的一員，也因此才開始接觸冥想。

刻意保有「什麼都不做」的時間，與思考保持距離，得以減輕煩惱或壓力，積蓄讓人生活得更輕鬆自在的能量。

保留不思考的時間，整頓腦中的一切，也讓之後的思考更加清晰。

愈是鎮日忙碌的人，更要在工作期間為頭腦按下關閉鍵，給頭腦休息的時間。

陷入膠著之際，問題嚴峻之際，做什麼都提不起勁之際，不妨挪出時間，就專心感受吧。

調整氣的流動的跳躍冥想

藉由跳躍，以調整血液循環與氣的流動的冥想。

由於是跳躍動作，比瑜珈還簡單容易，在靜坐冥想前做會更具效果。

①站立，緩緩搖晃身體。
②震動身體，然後跳躍。
③持續跳躍1分鐘。
④結束後，去感受身體的餘韻。

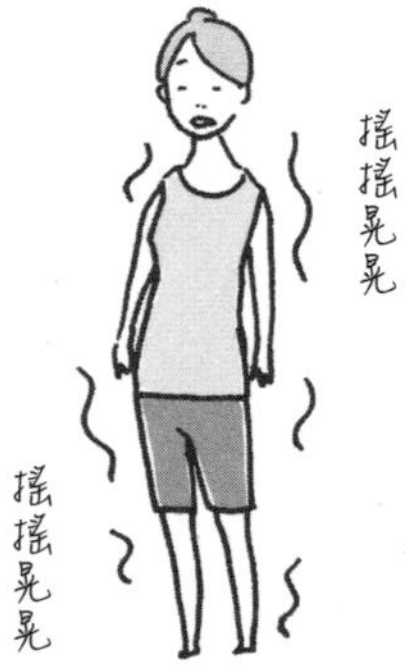

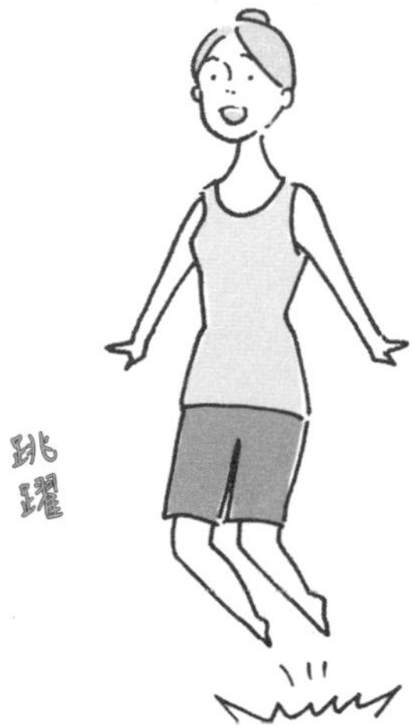

秘訣是，確實地搖晃身體。等到習慣後，從搖晃中轉向感受那個搖晃，然後試著體會搖晃的餘韻。

坐著時也可以做，不僅限於跳躍，緩緩地搖晃身體，即使是輕微的震動都具有效果。

效果

・調整氣的流動與血液循環
・讓冥想更深入

CHAPTER 6

調整環境與人際關係的1分鐘冥想法

人，會被環境所左右

生活周遭的物品、居住場所、工作、人際關係，都會為人生帶來莫大影響。改變思考、養成運動習慣、調整氣的流動固然重要；但同樣重要的是，你周遭的日常環境是什麼樣的狀態呢？

你最常待的家裡是什麼樣的狀態？
職場工作環境又是如何？
與你常在一起的友人或同事是怎樣的人？
當你想靜下來重新檢視自我時，有可待的地方嗎？
起心動念想改變自我時，不僅是「內在」，「外在」也要整頓。

覺得難以改變時，有時候只要環境改變，連帶地也會轉變自己的內在。

舉例來說，去到美麗的大自然、神社等充滿靈氣的地方，心靈也為之肅穆。呼吸變得更緩和且深沉，心情也逐漸沉穩下來。

再者，與有向上心的人在一起，自己也會變得更有行動力。

同樣的道理，身處在喜歡抱怨的職場環境，或是去到烏煙瘴氣的居酒屋，受其波動的影響，呼吸會變淺，也變得喜歡抱怨。

我們身處在諸多的牽絆或關係中；自己影響著誰，同時也受到誰的影響。

本章的課題，就是學習如何整頓自我的周遭環境。

被自己喜歡的物品或家具圍繞吧

首先應該整頓的是你最常待的地方。
——那就是自己的家。

你偏好什麼樣的物品？
喜歡怎樣的家具？
覺得舒服的是什麼樣的空間？
怎樣的屋子會讓你感到放鬆？

最重要是自己喜歡的物品。當身邊圍繞的都是可以讓自己放鬆、心情愉悅、感到雀躍、忍不住微笑的物品時，的確會感覺幸福。

例如自己喜歡的家具、花或香氛，僅是這些擺設，就能營造出舒適且令人放鬆的空間。

身處在自在安心的空間裡，可以緩和紓解心靈與身體的緊張。由於擁有了放鬆的時間，也有助於能量積蓄。

等到需要展現才能或能力的時刻，才不至於過度緊張，懂得釋放多餘的氣力，適度和緩自我的心情。

所以，試著打造一個自己可以打從心底放鬆安心、毫無壓力的生活空間吧。

一旦屋子整頓了，無論是人生、工作、休養……等，舉凡與日常有關的思考與行動也都跟著提升。當然，也足以影響幸福度。

能在乾淨、簡潔又安心的空間進行冥想，不僅身心更能放鬆，覺察的密度也會有所改變。

整理出能冥想的空間

營造出一個可以讓冥想更深入、又是專屬於自己的聖域吧。

在乾淨、整理過的空間裡，冥想可以更加深入。

營造聖域時要注意，在納入新物品之前，需先做到斷捨離。藉由丟掉不需要的物品，才能發現自己真正需要什麼。

隨著整理整頓、清潔掃除、讓屋內光線明亮、帶入清淨的空氣，來改善環境的氣氛。

另外，也可以利用觀葉植物、香氛、蠟燭等的間接照明改變氛圍。同時也建議可以打造一個擺滿自己喜好物品的祭壇。

像我，是把臥室做為冥想的空間，因而經常整理清潔。

臥室內除了寢具以外，不放置任何家具，僅放置了印度買的象神（Gaṇeśa）、曼陀羅、觀葉植物等。

並依當日心情變換間接照明的色調，再藉由循環扇不斷引進新鮮的空氣。

忙碌時，或許無法清潔整理所有的房間，但臥室或冥想的空間請務必經常整理乾淨。

待在清潔舒適且充滿自己喜好物品的空間裡，可以提升自我的能量。

冥想，也是一種「放下」思考或雜念的練習。

與思考一樣，生活中充滿過多物質，也會造成能量的消耗。像是房間囤積著雜物，氣就容易流散。垃圾或應廢棄的舊物，放置在屋內不丟棄，也會造成物質性能量的滯怠，連帶地也影響到自己本身的能量。

滿意目前現狀的人，或是擁有清潔整理房間習慣的人，當然可以繼續維持現況。**但滿心想著「我要改變！我想改變人生的方向！」的人，首先要斷捨離那些造成自己能量低落的物品。**

捨棄那些長久以來習以為常的物品或想法，直到清空後，嶄新的物品或想法才能進來。最後，模式改變了，人生的方向也產生了變化。

當自我成長時，過去視為必要的物品或想法，會突然變成「不再必要」。所以斷然捨棄那些已經不再適合的東西，也捨棄掉那些「以為某天會派上用場」而勉強留著的東西，從此心境也會隨之清淨。

猶如毛毛蟲蛻變成蝴蝶，必須先脫掉過去以來的舊繭，放掉已不需要的東西，才能重生嶄新的自我。

無論如何也難以捨棄時，該怎麼辦？

那些無論如何也難以捨棄的東西，現階段就暫時收納在看不見的地方吧。凡是一年以上不曾碰觸的東西，都算是不需要的東西，請捨棄吧。

捨棄這件事，也等於是放下對過去的執著。拋開被過去所囚禁的自己，珍惜目前所感覺到的事物，並開始迎接即將面對的未來。

與呼吸的道理相同，吸氣時若只是一味地吸，最後仍然會吸不到空氣，必須先確實吐氣，自然能再將空氣吸入體內。

想得到什麼時，與其淨想著獲得，倒不如從放手開始做起。

捨棄時，最重要的是：不過度依賴頭腦思考。

一旦頭腦開始轉動，就興起了得失心。滿腦子想著：「可惜啊！」、「說不定哪一天用得著啊！」

舉例來說，有時整理舊書或書信文件等，會忍不住閱讀起來，突然覺得有趣或想起相關的回憶，最後反而捨不得丟掉了。

人一天的決策額度是固定的（編注：日本有學者研究，大腦一天的決策數量最多是 35,000 次，就像一天眨眼次數固定是 28,800 次一樣），整理的時間拖得愈長，效率與集中力會逐漸渙散，進而感受到挫折，於是陷入終究無法丟棄的負面循環。

所以最重要的是，現在這個瞬間皮膚的感覺、身體的感覺。

是興奮呢？

喜歡呢？還是討厭呢？

保有這些東西，真的開心嗎？

試著透過身體感覺看看，觸摸這些物品時，身體有何反應？試著以心靈之眼觀察，身體或呼吸有無產生變化？

透過正念的實踐，在日常生活中感受度也隨之提升，也更能信任自己的直覺、興奮雀躍或各種的感覺。

是真的重要的東西嗎？

是真的想做的事嗎？

希望過什麼樣的生活？

藉著與物品對話，更深入理解自我，經由捨棄不重要的東西，才能看到真正重要的東西。

亂度愈小，冥想愈深

無論是工作還是冥想，比起髒亂的環境，身處在整理得乾淨整齊的空間內更能集中精神。心一旦穩定，意識也能往自我內在集中。

相對的，散亂的空間容易分散意識。時不時興起諸如：「咦，那個東西竟然掉在那裡！」或「待會必須打掃了」等念頭。

意識處在近乎難以集中的程度，偶爾好不容易專注時，心志卻隨即潰散。

至於心志潰散的理由，其實就是所處的空間充滿了「未知的訊息」。

房間裡太多物品，並散落著垃圾雜物，在無意識間容易分散了注意力。

那麼該如何是好呢？首先是**盡量減少空間裡的「未知的訊息」**。

空間裡「未知的訊息」愈多，待在其中耗損的能量也愈多。這些「未知的訊息」又可稱為「亂度（entropy）」。

所謂的「亂度（entropy）」，原是物理用語，意指雜亂、不規則性或無秩序等的程度。

欲提升空間的能量，把房間營造成充滿靈氣的場所，這樣的行為換言之，也就是在「縮小亂度」。

「房間是整理過的狀態」（有秩序的狀態）↓亂度小

「房間是髒亂的狀態」（無秩序的狀態）↓亂度大

也就是說，亂度大的狀態是：房間呈現散落雜亂，到處充滿垃圾或灰塵。無秩序且混亂的狀態，氣場瘀滯，也降低了能量的效率、生產性。

在亂度小的場所，意識不受到干擾，身處其中，身心可以平靜下來，呼吸變得更深。

由於空間散發舒服的氛圍，空氣清澈，讓人覺得清淨。或是，待在其中工作得以專注，效率更佳。

在禪寺冥想，得以更深入、更有感覺的原因，就是亂度小。另外，高級飯店或舒適的店家，亂度也較小。

以我使用的蘋果電腦製品為例，少了不必要的資訊功能，也是一種亂度小。

話題再延伸，世界最大的日本汽車品牌「豐田」，透過改善職場環境，徹底達到「整理」、「整頓」、「清掃」、「清潔」，並將改善機制予以系統化，讓新進員工得以隨時進入狀況，動手整理、整頓，因而造就業績的提升。

亂度小，無謂的能量耗損也減少了，能量效率提升，當然也帶動了發展。

心靈的亂度也跟著縮小了

亂度增大法則是「宇宙隨著時間演進，逐漸增大亂度」。換言之，「放任這個世界，即會從『秩序』導向『無秩序』」。若換作更具體的例子，就是**「即使是整理整頓過的房間，放任不管，最後也會漸漸散亂。」**

心靈也是同樣的道理。

經常想東想西，處於混亂的狀態，心靈的亂度也會變大，因而常會不安或恐懼，也很可能感覺憂鬱。

心靈散亂，對許多事物也心不在焉，難以發揮專注力或意志力，同時也難與內在的幸福、智慧、直覺、創造力產生連結。

冥想可以幫助縮小心靈的亂度。

讓無意識攤在光亮下，放掉「未知的訊息」、「偏頗的觀點」、「不必要的思考」。

結果，腦內獲得整頓，思考變得簡潔，減少了胡思亂想的頻率。

不再在意諸事，少了迷惘，心靈的運作更有效率，專注力提升。同時，與內在的幸福、智慧也產生了連結。

縮小亂度

亂度意味著秩序、無秩序的程度。
亂度是自然而然地從「小」到「大」。

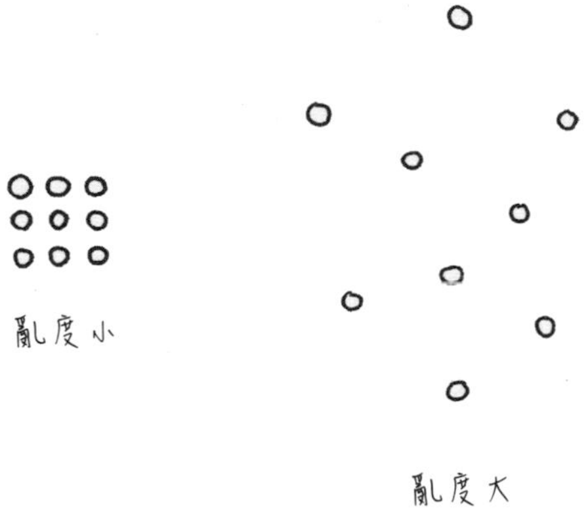

心靈也是相同的道裡，雜亂且無秩序的思考會自然地無限蔓延。透過冥想，思考可以更有秩序。

冥想是讓心靈亂度變小的方法

出發前往整頓心靈的地方

在聖域靈地正念冥想

氣流佳的地方，又稱為靈地或聖域。

像是日本的富士山或伊勢神宮，或是美國的聖多娜（Sedona）等地。所謂的聖域，通常是擁有雄偉大自然景觀的區域（有山、有海或湖泊、樹林、岩石群等）。

每回去到氣氛神聖的神社或佛寺，不可思議地，心情總能平靜下來。

我喜歡旅行，過去曾周遊世界各地的聖域。在那些地方，可以感受到清澈的空氣流動，呼吸更深更平穩。

有時能讓我被療癒，有時更覺得恢復了精神。

無論是海外或國內也好，甚至是住家附近也無妨，試著去到有海、森林、山巒等聖域靈地走走吧。邊漫步邊眺望植物的綠意或海平線，讓心重新啟動。

我認為每個人都有適合自己的聖域靈地。

不妨閉上眼睛，感受身體的感覺，也可試著在那裡進行 1 分鐘的冥想。

從大自然獲得能量

我偶爾會赤腳漫步海灘。

赤腳步行，地面的石頭或凹凸可以刺激腳底穴道，活化大腦或內臟器官，有益身體健康，此外，好像也有釋放電磁波的放電效果。

電磁波對人體是否有直接的影響，目前尚無科學數據的根據，不過就一般印象而言並不利於健康。

除去電磁波的方法中，有所謂的「接地」。

做法是脫掉鞋子或襪子，赤腳步行。

不過，赤腳在草地或海灘散步、做瑜珈，或是在草地上翻滾，其實都能釋放體內的電磁波。

另外，也建議感受一下腳底的感覺，站立著冥想，或是緩步步行冥想。

站立著冥想時，試著透過腳底呼吸。

吐氣時，想像將不需要的一切從腳底釋放到大地。吸氣時，想像將大地的能量（生命力、氣）從腳底吸進來。

感受以腳底呼吸，身心自然而然會安定下來。想接觸大地、想赤腳踩地面時，請務必試試這個方法。

聖域靈地冥想

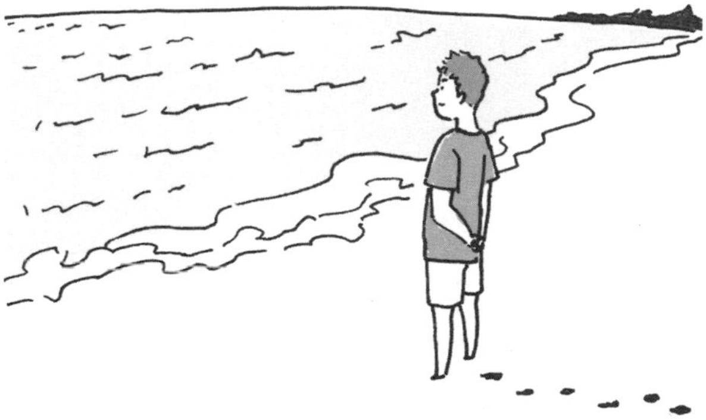

到聖域靈地（特定的山巒、海邊、湖畔或遺跡等）冥想，讓身心接觸自然。透過能量的積蓄，在正念的狀態下調整自己的氣場。

只要身處其中，就能獲得來自大自然的能量

九成的煩惱來自人際關係

無論煩惱或幸福，皆始於人際關係。

試著回想，與那些不斷訴說自己又遭遇什麼困難或不幸的人在一起時，是不是感覺疲憊極了？

若自己還有能力時，或許可以同理傾聽，但心情不佳時，難免想避開那樣的話題。人，必然會受到交際來往的人之影響。淨是抱怨或不滿的人，抑或是根本合不來的人，其實真的無須勉強相處在一起。更應該重視的是——自己真正的想法與心情。

此時，**設立界線**就顯得格外重要。

也就是要下定決心，**不回應滿足對方所有的期待**。

請試著切割出「我是我，你是你」。

與其在乎對方的想法感受，最重要的還是自己的。

縱使對方是父母親或家人的關係，束縛其中也等於是限制剝奪了自己既有的可能性或自由。

所以，請保持彼此最舒服自在的距離吧。

所有的一切，必有其最適當的距離。為了建立彼此相互友好的關係，適度的距離是必要的。

感覺活得辛苦時，就是重新檢視人際關係的契機。試著從束縛你的關係中，解放自己吧。

放掉不必要的人際關係，並思考：往後全新的你，該如何活著？想成為什麼樣的人呢？

總之，覺察自己真實的感受或需求，並允許自己可以是這樣的自己。

⏱整頓人際關係

過多的人際關係也是一種能量的消耗，就跟思考或物品一樣，太多是不行的。然而，與值得尊敬的人在一起，或擁有正向思考的同伴，則可以積蓄能量。

在此，也提供大家如何不受人際關係擺佈的原則。

首先，請試著明確以下三點。想像或寫在紙上都無妨，先確定你想擁有什麼樣的人生與方向。

① 你想要追求的、務必做到的是什麼呢？
② 目標中理想的自己，是什麼模樣呢？
③ 若就這一生來說，最想完成的事是什麼？

接下來，是選擇人際關係。比起學習與人相處的訣竅，更重要的是「自己想擁有什麼樣的人際關係」，然而，意識且思考到這件事的人卻不多。

①應與什麼樣的人保持距離？
②對自己來說，什麼樣的人是必要的存在？
③與什麼樣的人一起工作比較好？
④想為怎麼樣的人提供戰力？

試著思考這四件事。

明確自己想親近來往的人、不想親近來往的人，就能為人與人的相遇帶來戲劇性的變化。明確知道自己不想親近往來的人、希望保持距離的人，之後就與那些人保持一定的距離。

訂出基準，人際關係的煩惱也會少掉許多。

與抱有相同目標、或正邁向相同夢想的人在一起，能獲得良性刺激。相反地，與方向不同的人在一起，通常會得到否定的回饋。

人人各有其學習的階段，所以隨著時間，來往的人也必然不同。

更積極地建立有別於過去的人際關係，拓展視野吧。

明確知道自己期望的人際關係後，試著冥想1分鐘吧。

提升同感力的冥想

接下來，要談的是提升同感力的冥想。

簡單而言，就是如何提升同感他人的正面情緒與負面情緒之能力，也是佛教實踐慈悲喜捨的基礎。

「慈」是友情，同伴意識；「悲」是同感他人之苦，並試著去除這種心情；「喜」是視他人幸福猶如自己般的喜悅之心。「捨」是平等、冷靜之心。

若以一言蔽之，即是「愛」或「同理」。

意識到這四件事，據說心靈可以安定，平靜且清澈。

無論是今天遇見的人、同事、商務往來的對象、電車上擦肩而過的陌生人們，試著想像這個人就在你面前，你仔細端詳著他。

想像這個人的人生。
試著同感他的煩惱、痛苦。
腦中浮現他悲傷時的模樣。

他的沮喪、憤怒、混亂、驚慌失措、悲傷欲絕。
試著感覺到他的煩惱、痛苦。
想像那樣的心情。

接下來，去同感這個人的喜悅、幸福。
想像他正處在幸福之中，感受到他的喜悅、歡笑、雀躍、安詳或與人的連結感。
試著體會那樣的心情。

最後在心裡複誦以下的話語：

「他的人生經驗著煩惱、痛苦，我也一樣。」

「他的人生經驗著喜悅、幸福，我也一樣。」

「他希望得到幸福，我也一樣。」

「祈求他得到幸福。」

試著如此想像那個人的人生，感受自己與對方並無差別。我希望得到幸福，也懷抱著煩惱，而有一天我也會死。明白「每個人與我都一樣」。

提升同感力的冥想

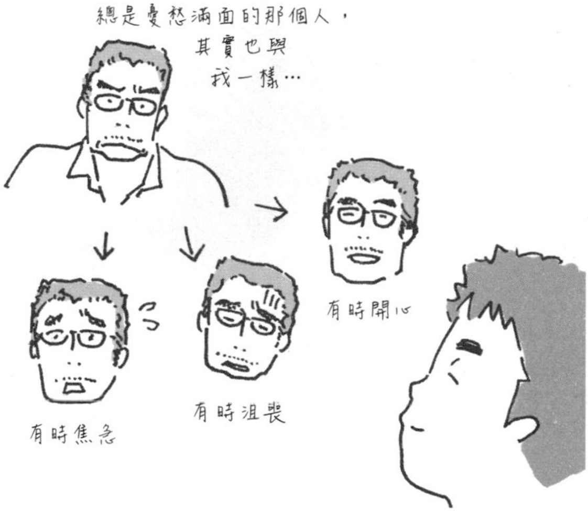

① 回想今天遇見的人或同事等，腦中浮現那個人的臉
② 想像他的煩惱、痛苦、悲傷
③ 想像他的喜悅、幸福
④「他也與我一樣」、「祈求他能得到幸福」

意識到「慈悲喜捨」這四件事，心靈就可以平靜下來

感謝的冥想

感謝，可以幫助自我覺察「我是幸福」的事實，透過這樣的冥想，覺察到自己是多麼得天獨厚。

為何要把意識放在感謝呢？因為**我們的心總容易看向「沒有」的事物，而把已經「擁有」的視為必然。**

當覺察到那些埋藏在理所當然中的微小幸福、富裕、愛，就是一種的感謝。**藉著感謝的冥想鍛鍊感謝的肌力，意識會更容易放在許多自己已經「擁有」的事物上；感謝之心的波長，將吸引來更多值得感謝的事物或狀態。**

真誠地感謝與喜悅生命中已得到的美好事物，則能吸引來更多的豐足與幸福。

首先對「現在所擁有的一切」，感受到自己的幸福。

實踐願望的方法很多，其中之一就是「像是已實踐願望般的感謝」。

想像自己盼望的、列入願望清單的那些期盼，都已經預約登記完成。對自己的潛意識說：「真的太好了，感恩！」，仿若一切即將心想事成。

縱使尚未實現，仍可以像達成願望般說聲「謝謝」，表達出感謝之意。

「我太幸運了」

「我是幸福的」

「謝謝」

內心反覆想著這些正向話語或場景畫面，思考也會不知不覺更積極正向。

最後，思考的模式或說話的習性也跟著煥然一新，進而改變了行動與結果。

改變人際關係的慈悲冥想

腦中浮現自己珍愛的人，並祈求他們幸福的冥想法。

想著你周遭的人們，一邊祈禱、一邊冥想。

①挺直背脊盤坐。
②想起與自己親近的人們。
③祈禱「祝福這個人幸福」。
④一邊祈禱一邊冥想1分鐘。

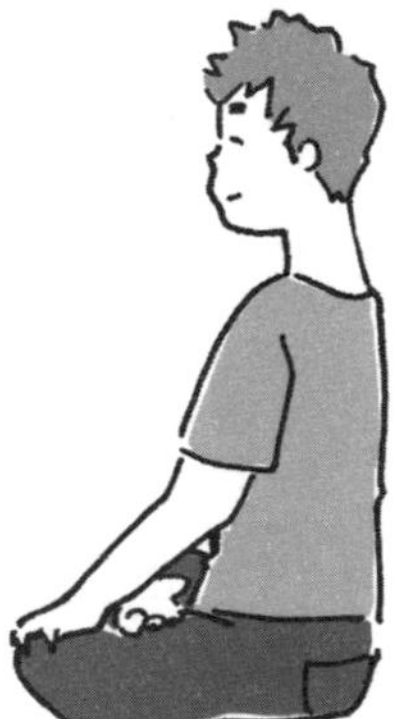

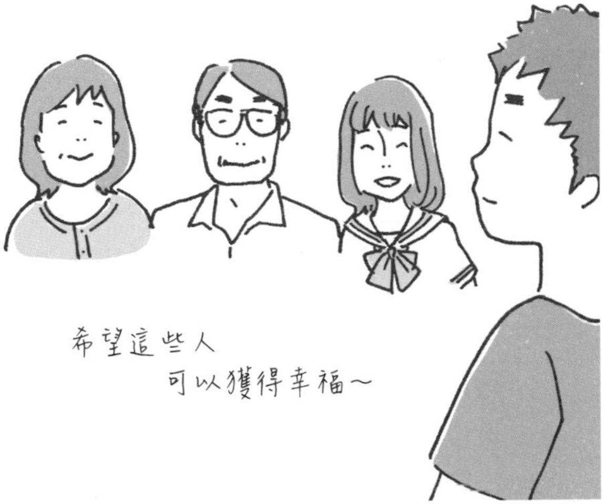

訣竅是從身邊周遭的人開始想起，再慢慢擴大範圍。

一開始可以是伴侶、父母親、兄弟姊妹、孩子、親友等，再來是公司的同事，更深入的話甚至是陌生人也無妨。

可以再加上這樣的祈禱詞：「願他從煩惱痛苦中解脫，實現夢想與願望！」

效果

· 感受到牽絆
· 得到幸福
· 感受到和對方的連結
· 冥想得以更深入

CHAPTER 7

擁有自信的1分鐘冥想法

缺乏自信的人，活不出自己的人生

本書最後的課題是建立「自信」。

這並不是代表愈有自信的人愈是強者，愈沒自信的人愈是弱者。而是遭遇困難時，擁有自信的人愈能超越低潮；而缺乏自信時，容易受恐懼支配，承受著過多的壓力。

此外，也容易受周遭左右影響。

心裡反覆著「自己有沒有做錯什麼？」、「上司又做何感想？」、「會遭到家人反對嗎？」十分在意周遭的反應。

缺乏自信，等於無法活出自己的人生。

因此，首先最重要的是愛自己，做自己想做的事，尊敬自己，以愛滿足自我。

保持適度的謙遜，並肯定自我價值

我們視謙虛或謙遜為美德，因而經常認為自己還不夠好。過度的謙虛，最後往往變成了卑屈。

淨說些洩氣的話，例如：「會做這些真的不是什麼了不得的事，我其實笨手笨腳的！」這些話會滲入潛意識，降低對自我的定位。

自我評價低下，感覺自我的卑微，縱使具有自信，身處在自己認為可應付的狀況下，仍容易感到恐懼、不安或擔憂。

我認為，比起傲慢，壓抑自己的感受或欲求、不愛自己更是一種毒害。因為抹殺自己真正的想法，終究無法敞開心與他人產生連結。

所以，試著肯定自我的價值吧。

接納、認同自己，才能與他人、這個世界有所連結。

改寫自我形象的方法

那麼，接下來試著改寫自我形象吧。所謂自我形象，也就是對自己抱持的信念。在此，先說明何謂信念。

> 我們出生後直到 7 歲左右，漸漸建立設定了所謂的「認定」。
>
> ——宗教家、政治領導家　甘地

對大部分人來說，「認定」大致分為三種：

① **對自己的認定**
② **對他人的認定**
③ **對世界的認定**

首先 1 是，**「自己如何看待自己？」**

這指的是自我形象，例如「我是女性」、「我是害羞的」、「自己常失敗」等，從正面到負面的皆是，每個人會各自定義自我。

其次 2 是，**「自己如何看待其他的人？」**

例如「大人總是說謊」、「可以信任的只有自己的朋友」、「○○很溫柔」等，是一種對自我以外的存在之認定。

最後 3 是，**「自己如何掌握這個世界或世間？」**

阿德勒心理學將這三項信念體系稱為「人生風格」，並認為「行動或思考是來自於信念（人生風格）」，然而信念（人生風格）又是可以改變的。

如果信念可以任意改變，那擁有什麼樣的信念就能感受到幸福呢？

① 認為自己是有價值的

② 他人即是同伴

③ 世界是共同的生命體

能這樣相信時，就能感到幸福。

所以，打從內心信任自己的價值，把周遭的人視為同伴，即能消解各式各樣的人際困擾，生活得以更愉快。

不過，縱使從今天開始試圖相信「我是有價值的」、「我的存在是美好的」，終究難以瞬間轉變為信念。

為什麼呢？正如甘地所言，信念在7歲左右就已被設定完成。

思考模式、情緒模式、行動模式，以及其根深蒂固的信念，隨著養育的環境、過去重要的事件、知識、過去經歷的結果等，逐漸形成建立。

如果自幼雙親每天不斷斥責：「你是沒有用的人」，「我＝沒有用」的信念就會印入潛意識。

一旦企圖改變這個信念，就必須反覆地、不斷地讓自己有所意識。短時間內，會在「我是沒有用的」、「我的存在是美好的」兩個信念中來回擺盪。因此，需要透過反覆的覺察後，再修正。

接下來，將介紹改變、提升自我形象的各種方法。

當然，不必每個方法都照著做，先從自己有感覺的方法開始做起吧。

內在與外在皆美好的人，不會咒罵自己

首先，停止咒罵自己。

無論是「我沒有用」、「我的存在很美好」都是一種自我的認定，但那只是代表自己那樣相信，不代表是事實。

端看你戴上哪副眼鏡，看到的世界會完全不同。

相信「我沒有用」的人，在事件或人際關係中，即偏重著眼於「我沒有用」的部分，最後當然也更強化了此信念。

因此，若依據過去的經驗，相信「我沒有用」時，最好的解決之道就是更新這個錯誤訊息。

打從心底堅信自己擁有那些根本不需要憑據的自信、堅信自己是幸福的。

做法其實很簡單。

舉例來說，長久以來你總無意識地認定「我很不幸」時，只要有意識地反向操作即可。

不顧一切地認定「我很幸運」。

一開始或許難以相信，但試著這麼認為吧！後來你會發現，著眼之處都是生命中幸運的點點滴滴。

而且不可思議的，幸福也會翩翩來到。幸福彷彿裝置著探測天線，藉由幸福覺察到自己已擁有許多的幸福。

於是，幸福吸引了更多的幸福，啟動幸福的良性循環。

正向的認定，並不需要任何依據。同樣的，負面的認定也無須任何根據，一切都是因為你的「堅信不移」罷了。

透過說話的慣性改變自我形象

關於說話的慣性，在第三章已經介紹過了。然而，說話的慣性也攸關自信。

「反正我就是……」

「反正男人看上的都是〇〇」

「我就是沒有自信……」

「我就是沒有機會遇到好的對象……」

「我就是這麼倒楣……」

「真是糟透了！」

諸如這類的說話慣性，都會讓你遠離幸福。如果覺察到自己有這樣的慣性，不妨問問自己：「那些想法，千真萬確嗎？」

或是，試著宣告：「我願意捨棄那樣的想法！」

反覆練習多次後，原本習慣的思考或言詞將不再出現。

試想，誰是你憧憬或尊敬的對象呢？不妨學習那個人的思考模式、舉止神情吧（這也就是所謂的模仿（Modelling））。

宛如演戲也無妨。

感覺胡說也無妨。

試著改變自己的言語或行為舉止，最後養成習慣，讓正向的說話方式逐漸變成慣性。

擁有無條件、無需憑據的自信

要擁有堅毅無比的自信，最重要的就是無憑無據。

不是「因為……，所以有自信」，而是「沒有理由，但就是有自信」。

帶有條件的自信、有憑有據的自信，會在失去該行為或結果時，讓信心隨之動搖。

最穩固且強悍的是——來自無條件、無需憑據的自信。

培養這樣的自信，必須加深接納自我的能力。簡單來說，就是認同即便毫無特別的自己，以及其存在的價值。

我們強烈希望得到別人的肯定，往往來自於不願意相信「自己的存在即是一種價值」。

身處在競爭化的社會，許多人也許認為「如果我不做到……，我就無價值可言」。覺察到自己出現這樣的想法時，先試著停下來。

接納如實的自己，自我價值與做到了什麼或準備做什麼無關，認同「我就是我」本身即具有價值了。

即使達成什麼，成為了特別的自己，也無須得到他人的認同。

縱使什麼也無法達成，仍要肯定、接納這個什麼都不是的自己。

所謂無條件的愛自己，就是「無論做什麼或不做什麼，我都愛我自己。」、「縱使我是世界上最糟、最可惡的人，我仍然愛我自己。」

換言之，**最重要的是，愛著這個包含了美好與糟糕的自己，以及存在的一切**。

所以首先，給予自己愛吧！因為愛是自給自足的。

愛自己的方法

無法重視自己的人，也無法重視他人。不能愛自己的人，也難以得到他人的愛。

也許有人不知道什麼是「重視自己」。

最清楚易懂的方法就是，透過自身的感覺，將關愛傳遞回身體。

例如：照顧自己的身體，藉由自我按摩撫慰身心；或是去做自己喜歡的事、想做的事，讓自己從中獲得滿足喜悅。

試著去達成什麼，當完成時給予自己讚美或鼓勵。

相反地，也允許並接受不如意、挫敗或失意的自己。

一般來說，人是在對誰有所助益時，才能從中擁有自信。或是，必須透過達成目標、贏得結果，終於得以建立起自信。

但是，仰賴行動或結果來當作認同自我的依據，卻往往讓自己變得痛苦。

因為，這是有條件的自信。

一旦無法做到時或失去時，自信也有所動搖。

因此，最重要的是改變前提。

無論準備做什麼，也無論做了什麼，生命都有其價值。

不在於行為或結果，而是「生命存在的本身」即具有價值。

缺少了這個前提，只會讓自己陷入痛苦。

不是因為擁有什麼，才感到自信，而是對於我的這個生命，擁有自信。

猶如至親好友般地看待自己，對自己說些溫柔鼓勵的話語吧。

這些都能幫助你更加重視珍惜自我。

愛他人的能量，源自於愛自己

透過冥想，可以覺察到自己內在存在著各種人格。

既有「沒有錢也無所謂」的自己，當然也有「想要賺大錢」的自己。

既有「想找到伴侶」的自己，當然也有「一個人也很好」的自己。

既有「想受到矚目」的自己，當然也有「低調更好」的自己。

既有「希望有利於他人」的自己，當然也有「什麼都不想做」的自己。

有成熟的自己，也有孩子氣的自己，有深思熟慮的自己，也有任性的自己，有超冷靜的自己，也有帶著暴戾的自己。

本來，人就沒有一個固定的自我或人格。

也不會有非我莫屬的欲求、情緒或思考模式。

湧現的思想或想法，無不受到相遇過的人、書本、環境等的影響而有所變化。沒有人是永遠保持不變，大多會依隨狀況或不同時期，不斷改變。

我認為，**所謂心靈的成長，並不是成為完美、理想中的自己，而是接納原本的自己，願意呈現出自己目前的狀態**。

同時也意味著，覺察且接納自己內在所有的情緒或欲求。透過認同、整合看似矛盾的不同自我，人因而有所成長。

不過，當自我肯定感較低，向外尋求肯定的欲求強烈時，則難以達到妥協。

事實上，我們的內在存在著各色各樣的一面（A、B、C、D、E），然而我們通常只願意呈現出不被他人討厭的某一面（A）。

明明B、C、D、E也是自己的面相，最後卻制約在「我是A這樣的人」。於是，自我內在的B、C、D、E各面相就遭到忽略遺忘。

投射法則

再從其他角度來看，當他人呈現出我們內在不喜歡的面相（B、C、D、E），我們會忍不住予以批判。

自己不喜歡而壓抑下來的欲求或情緒，卻發現別人外顯出來時，常帶來難以言喻的厭惡感、或不得不隱忍的情緒。

這就是心理學所謂的「**投射法則**」。

當我們壓抑隱藏自我種種的面相，與他人的連結就產生困難；因為無法認同對方的欲求，當然也不易同理對方的心情。

換言之，覺察到自己必須壓抑著對他人興起的反感時，有可能是自我內在「陰暗面」的反應。

舉例來說，看到歡喜慶賀成功的朋友而感到煩躁時，也許是自己壓抑了「我想成功！」的欲求。

看到充分展現女性魅力的人，而覺得厭惡時，也許是我們壓抑了自我內在的「女性魅力」。

正念專注於那些日常生活中感受到的情緒，探索「是自我內在的投射反應嗎？」當你理解得愈深入，人際關係間的糾葛也會愈來愈少。

透過人際關係，覺察、接納、認同自己各種的面相，肯定自我存在價值與認同如實自我的感覺也愈強烈。

在日常生活中實踐正向處世之道，覺察與自我包容度也能愈深愈廣，更加珍惜重視自我的情緒與欲求。因而，得以活出自我。

以愛圓滿自我的方法

那麼，該如何讓「愛」圓滿自我呢？
具體而言，應該意識到以下兩點：

①覺察自己真實的想法
②透過「適當」的形式圓滿達成

意識到這兩點，即能愛自己、圓滿自我。
首先是覺察自己真實的想法。
什麼可以讓我感覺到幸福？

什麼是我真正想做的事？

什麼是我真正討厭的事？

什麼是我不想做，卻被迫去做的事？

什麼是我始終勉強忍耐的事？

並且，認同接納這些誠實的情緒或欲求。換言之，「**在現今可行的範圍內，不再強迫去做自己真正不想做的事，試著去做自己真正想做的事。**」

長久以來，我們必須在日常生活中扮演各種角色，習慣隱藏自己真實的想法；於是認為「縱使有自己真正想去做的事，在現實生活中也無法實現」，這樣的認定，讓自己真實的想法更難以覺察。

因而，冥想是必要的。

觀察自己的起心動念，重要的是覺察到「自己抱持著什麼樣的欲求、需要？」、「長久以來勉強著哪些事？」

然後思索該如何以健全的形式來圓滿自我的欲求或需要，並付諸實踐。

即使是微不足道的事也無妨。

一步步實踐、滿足小小的心願後，漸漸地也容易達成更大的心願。

磨練感性的冥想

對他人的尊敬、憧憬、煩躁或忌妒裡，其實裝滿了訊息。

自己憧憬的對象、討厭的人、喜歡的場所或物品、想到的書本或想法，凡是心靈與身體所感受到的一切，無不藏著訊息。

只要以正念關注，必然從中找到答案。

也許是小時候想做的事；也或許是遭誰否定後，自認為不可能辦到的事；或者，以為是自己的夢想，其實竟是別人的理想或價值觀。

「自己對什麼感到喜悅呢？」

「做什麼事時會覺得最幸福呢？」
「對什麼感到討厭呢？」
「想和誰待在一起呢？」
像這樣每天每天地問自己，並在可行的範圍內行動，觀察心靈與身體的變化，以覺察自己真正的想法。

試著覺察自己喜歡的事物。
試著覺察自己討厭的事物。
努力增加喜歡的事物。
努力減少討厭的事物。
打掃整理房間，降低亂度，為了提升專注力與意志力，停止手邊令自己心煩氣躁的事情，讓自己沉睡已久的才華或能力甦醒過來。
將意識轉向那些會讓自己感到快樂、幸福的事情上吧。

從「HAVE TO」轉變為「WANT TO」的方法

「毫無價值」、「討厭這樣的自己」……諸如這樣的否定現狀、不滿自我，動機都是基於「無貢獻＝無價值」的焦慮、恐懼或不安。

再深入探討所有動機，就能發現不脫離「愛」或「恐懼」的兩種類型。

至於行動的動機，比起HAVE TO，WANT TO是更好的選擇。因為，

HAVE TO＝基於義務感，不做什麼就會遭到懲罰＝恐懼

WANT TO＝真心想為自己或別人做些什麼＝愛

一旦有了HAVE TO的「應該」、「必須」，人的意念也受到義務、恐懼或不安的左右。

受到不安或恐懼的影響，不僅必須耗費能量來壓抑自己的情緒，也減弱了促發行動的能量。

再者，受到義務感驅使，而不得不做什麼時，也會耗去相當能量；尤其被迫從事自己覺得無意義的事情時，更難以湧現動力。

自己不喜歡、沒有興趣的事，終究無法引燃發自內心的熱情，而必須仰賴努力。不加把勁，則難以成事。

另一方面，WANT TO的「想做」念頭一起，心中所想的就是期待結果。潛意識可以吸引心中想像的事物，想像期待的結果，自然可以心想事成。

做自己真心想做的事時，內在會不斷湧現能量。無論是自己喜歡的事，或打從心底想做的事，其行為本身即能感受到喜悅。

而且不需要刻意努力，就像小孩玩遊戲般自然輕鬆，就算無人逼迫，也能自動自發持續下去。

因此，進行順利，且持之以恆。

⏱試著問自己「究竟有何期望？」

因為想做、因為感覺愉快、因為喜歡、因為期待分享，這些內發性的動機，足以促進能量的循環。發覺「這是我想做的！我真正期望的就是這樣！」都能幫助能量的提升。

一旦打從心底期待付諸實現，就能連帶引發自發性的行動；此時，能量的波動處於上升狀態，與內在的熱情、動機緊密連結。

此狀態堪稱是一種最高的境界，可以吸引合乎其波動的事物來到生命中。也就是所謂的吸引力法則。

試著把「我應該做～」、「我必須做～」，改成「我想做～」。

僅是如此，即能改變動機的本質。

如果改成「我想做～」，仍難以說服自己時，那恐怕就不是自己真正想做的。

勉強自己為之，苦的是自己。試著做出選擇吧！究竟是「甘願去做」或「乾脆不做」。

我討厭這樣的人生！我不想要這樣！我不想繼續這樣的工作！覺察到自己這些真切的想法時，試著去反轉。

也就是問自己：「究竟有何期望？」

在日常生活中，既然能覺察到正面與負面的情緒；相對的，必然也能覺察到自己真正的期望（WANT TO）。

擁有自信的1分鐘冥想

對自己傾注愛的練習。每天早晚都要練習，養成不否定自我的思考習慣。若沒有時間，對自己微笑也OK。

①每天早晨與睡前，凝視鏡中的自己。
②告訴自己想說的話。
③盤腿靜坐冥想１分鐘。
④在腦中複誦「肯定自我的話語」。

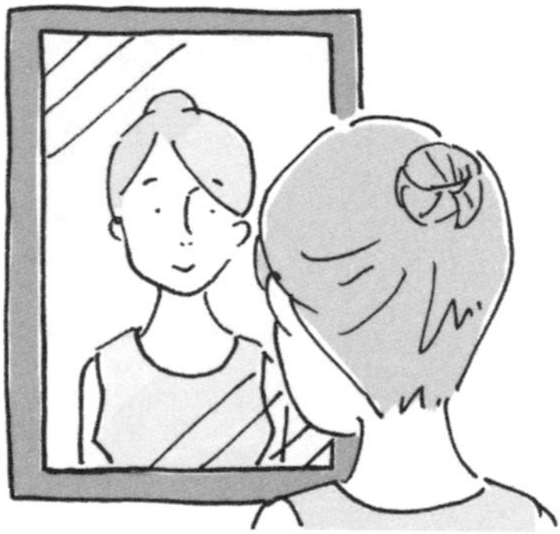

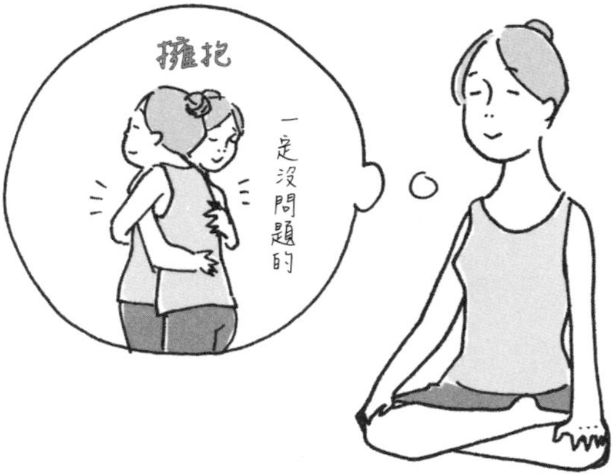

祕訣在於睡前與起床後練習。面對鏡子，凝視自己的眼睛，告訴自己：「我愛你」、「你有堅強的信念」、「我的存在是美好的」、「我是被愛的」、「一切都會順利」等，或是試著其他可以撼動自己的話語。

效果

- 可以改寫消極負向的信念
- 提升自我形象，變得喜歡自己

結語

所謂的珍惜自己，就是在自己有限的生命（＝當下）裡好好地活著。

覺察到存在於日常生活的富足、喜悅、歡笑、成長等感受，盡其所能地去增加、咀嚼它們；並覺察到能量高的場所、事物、人、飲食、思考模式、話語、資訊情報，然後吸收、納入自身其中。

相反地，覺察到日常生活所感受的緊張、壓力、憤怒、悲傷等，盡其所能地去減少、斷捨離它們；並覺察能量低的場所、事物、人、飲食、思考模式、話語、資訊情報，然後予以去除。

透過覺察整合自己真正的想法，愈能感受到幸福。

同時，在冥想之初，最重要的是——養成本書所介紹的積蓄能量之習慣，並減少浪費能量的慣性或習慣。

日日磨練心靈的敏感度，鍛鍊自我的感受力，盡可能去除足以降低身心敏感度的污穢、偏見或陰霾。

既身為人，難免在意他人眼光或評價。

也許你選擇的工作不是自己真正想望的，而是社會大眾認為有出息的工作；或是為了贏得他人的青睞，裝腔作勢，或者害怕被人討厭，而不敢拒絕。

但是，愈是把他人的觀感或評價放在愈重要的位置，反而愈不容易看見自己真正的需求。

試著隔絕開他人的意見或外來的聲音，擁有什麼都不做的自我時間吧。

所謂的人生，不是順著社會、眾人的價值觀或他人的期待，而應該自己描繪創造出自己的人生。

豎耳傾聽自己內心的聲音。

並保有時間去覺察自己真正的想法，重視內心所感受到的，以及關愛、照顧自己的身體。

重視自己的心靈與身體、人際關係、空間、生活，透過細膩地活在當下每個瞬間，以圓滿自我的內在。

縱使功成名就，縱使坐擁豪宅，如果對未來充滿著不安，回顧過去盡是悔恨，仍稱不上是幸福。

一個人如果以為地位、名譽或財產就是自我存在的價值，他就總是會陷入軟弱與不平靜。

因為，所謂的地位、名譽或財產是飄忽不定的。執著於無常，只會讓自己受苦。

冥想，可以讓心靈與身體的運作平穩下來，憶起自己「即是一種圓滿的存在」。在當下此時此刻，讓心靈的平安喜悅與內在的幸福連結在一起。

實際透過身體感知、覺察這一切，而不僅是知識——這正是冥想本來的目的。

為了連結內在真正的幸福，這本書從思考層面、物質層面，介紹了如何營造安心、安全的身處空間。

也希望本書所提供的資訊與方法對你有所助益。

吉田昌生

每天 1 分鐘！世界一流人才都在學的「覺察力工作術」：Google、Apple、麥肯錫……等一流企業菁英沒告訴你的最強成
功心法 / 吉田昌生著 ； 陳柏瑤譯 -- 初版 . -- 臺北市：時報文化, 2018.05 ；216 面 ； 14.8×21 公分
譯自： 1 分間瞑想法
ISBN 978-957-13-7392-8（平裝）
1. 超覺靜坐　2. 自我實現

411.15　　107005676

ISBN 978-957-13-7392-8
Printed in Taiwan.

人生顧問 306

每天 1 分鐘！世界一流人才都在學的「覺察力工作術」——
Google、Apple、麥肯錫…等一流企業菁英沒告訴你的最強成功心法

1 分間瞑想法

作者　吉田昌生｜**譯者**　陳柏瑤｜**主編**　汪婷婷｜**責任編輯**　程郁庭｜**責任企劃**　塗幸儀｜**封面設計**　陳文德｜**內頁設計**　吳詩婷｜**總編輯**　周湘琦｜**發行人**　趙政岷｜**出版者**　時報文化出版企業股份有限公司　10803 台北市和平西路三段 240 號 2 樓　**發行專線**—(02)2306-6842　**讀者服務專線**—0800-231-705．(02)2304-7103　**讀者服務傳真**—(02)2304-6858　**郵撥**—19344724 時報文化出版公司　**信箱**—台北郵政 79-99 信箱　**時報悅讀網**—http://www.readingtimes.com.tw　**電子郵件信箱**—books@readingtimes.com.tw　**生活線臉書**—https://www.facebook.com/ctgraphics｜**法律顧問**　理律法律事務所　陳長文律師、李念祖律師｜**印刷**　盈昌印刷有限公司｜**初版一刷**　2018 年 5 月 11 日｜**定價**　新台幣 300 元｜缺頁或破損的書，請寄回更換

時報文化出版公司成立於 1975 年，並於 1999 年股票上櫃公開發行，於 2008 年脫離中時集團，
非屬旺中，以「尊重智慧與創意的文化事業」為信念。

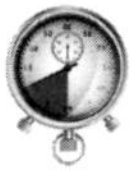